中国医学科学院医学与健康科技创新工程协同创新团队项目
"中文临床医学术语系统构建研究－职业医学术语库建设和示范应用"
（项目编号：2017-I2M-3-014）

职业健康监察

牛胜利　原著

张　敏　翻译

科学出版社

北　京

内 容 简 介

《职业健康监察》是国际劳工组织的英文工作文件，描述了劳动医学监察产生的历史背景和原因，探讨了从最初以保护接触有害因素的劳动者为目的所开展的工作场所医学监察到今天旨在保护全体劳动者健康的工作场所职业健康监察的完整发展变化过程。同时，该文件将职业健康监察的内容、职责、功能、机构设置、组织、管理和具体实施流程等进行了详细分析和总结，并以国际劳工组织相关法律文书和有关规定为基础，阐述了在工作场所实施职业健康监察有关要求的法理基础和规定。对于劳动卫生与职业病以及职业健康相关领域从事科学研究、技术服务、行政管理、执法监督、医学教育等人员，该文件既可作为专业工具书和研究工作的重要文献，也可作为培训教材使用。

图书在版编目（CIP）数据

职业健康监察 / 牛胜利原著；张敏翻译. —北京：科学出版社，2019.3

书名原文：Medical Inspection of Labour

ISBN 978-7-03-058632-2

Ⅰ. ①职… Ⅱ. ①牛… ②张… Ⅲ. ①劳动卫生学 Ⅳ. ①R13

中国版本图书馆 CIP 数据核字（2018）第 199216 号

责任编辑：盛　立 / 责任校对：张小霞
责任印制：肖　兴 / 封面设计：陈　敬

科学出版社出版
北京东黄城根北街 16 号
邮政编码：100717
http://www.sciencep.com

北京凌奇印刷有限责任公司印刷
科学出版社发行　各地新华书店经销

*

2019 年 3 月第 一 版　开本：720×1000　1/16
2019 年 3 月第一次印刷　印张：6 1/2
字数：155 000
POD 定价：68.00 元
（如有印装质量问题，我社负责调换）

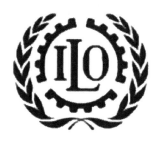

国际劳工组织职业安全卫生和环境规划部门

日内瓦

OH 9801　工作文件[①]

职业健康监察

工作文件是用于激发讨论并收集评论意见的基础性材料

[①] 该国际劳工组织工作文件原文的最初名称是《劳动医学监察》，在更新补充这个领域世界最新进展的过程中，作者从在劳动中开展医学监察的发源起始，顺着劳动中医学监察的发展脉络，将最初的劳动医学监察发展到今天的职业健康监察的历程和职责功能变化，完整呈现给读者。为了完整表达本工作文件的内容和主题，帮助读者了解本书的主旨观点和中心思想，经作者同意，译者将书名定为《职业健康监察》。

著译者名单

原 著： 牛胜利 职业健康高级专家 国际劳工局安全卫生和环境规划
（SafeWork）

翻 译： 张 敏 教授 中国医学科学院/北京协和医学院
副主任委员 第七届国家卫生标准委员会职业
卫生标准专业委员会

Author list

Original Author:	Shengli Niu	Senior Specialist on Occupational Health	Programme on Safety and Health and the Environment (SafeWork) International Labour Office
Translator:	Min Zhang	Professor	Chinese Academy of Medical Sciences (CAMS) & Peking Union Medical College (PUMC)
		Vice Chairman	Occupational Health Standards Committee of the 7th National Health Standards Commission, China

译 者 序

2008 年的"开胸验肺"事件引起了社会和政府部门对职业病预防和诊断鉴定制度的高度关注，推动了国家对《职业病防治法》的修订工作，在此期间，我们开始重点研究国际职业病防治相关法律制度，在查询有关文献的过程中获得了国际劳工组织的一份英文版工作文件——《职业健康监察》。于是，我们就和该文件结缘。

《职业健康监察》是 2002 年国际劳工组织的英文工作文件，旨在修改和更新其 1968 年出版的《劳动医学监察》，为了完整表达该工作文件的内容和主题，帮助读者了解其主旨观点和中心思想，经商作者同意，我们将中文书名定为《职业健康监察》。

《职业健康监察》主要内容有四个方面，一是回溯了国际上对劳动者在生产和工作过程中的健康问题开展医学监察、改善劳动条件、保护劳动者健康的起源、历史发展进程和不同国家的典型监察模式；二是介绍了世界不同国家的健康监察服务的组织和机构、健康监察员的职责、权力和监督执法程序；三是提出了健康监察员的专业素养要求、伦理准则和监察内容；四是梳理了国际劳工组织相关国际公约、建议书和操作指南等文书中对职业健康监察方面的法律、政策和技术要求的具体指导原则。

《职业健康监察》在两个方面具有鲜明的独特性，在宏观上，阐述了发达国家在职业健康监察的发展历程和成功经验，最终反映在国际劳工组织的法律法规的要求中；在微观上，从职业健康监察的综合性（多学科专业知识和能力）、应变性（应针对不同生产工艺和生产条件灵活应用基本知识、法律和技术原则，提出相应的改进意见）和重要性（即保护劳动者健康又能够提高生产效率）出发，强调职业健康监察员必须具备的专业素养、应遵循的伦理要求和法律应赋予的特有权力。

我们对《职业健康监察》的翻译伴随着我们的研究工作经历了近十个春秋寒暑，这既是一个翻译求真的过程，更是一个痛苦求索的过程，为准确把握职业健康监督监察的核心内涵和制度设计的本质特征，不仅研究了文件中所列举的国际劳工组织的技术工具，还研究了美国、英国等发达国家的法律制度设计，在不断探寻和思考的过程中，我们越来越清晰地认识到，我国《职业病防治法》在职业活动的医学监察方面相关规定仍有较大的改善空间。

值得一提的是，2016 年 10 月，在本书中译稿接近定稿之际，考虑到我国政府职业卫生监管部门对了解和借鉴国际社会在职业健康监督发展过程中经历的经验和教训、通行做法和成功范例的迫切性，加之本工作文件编撰的时间是在上世纪 90 年代末，为跟上时代的发展，我们又请求该工作文件的作者对原文中的部分内容进行了更新和修订，补充和完善国际劳工组织职业健康方面技术工具的最近进展。正是由于《职业健康监察》拥有独特的视角，对于完善我国《职业病防治法》具有重要意义，文中阐述国际上多年积累的技术和政策方面的具体经验和做法，可为我国开展职业健康监察工作提供有益借鉴。

职业健康监察强调多专业、多部门合作，《职业健康监察》的翻译工作也充分体现了这一原则，由国内外从事职业健康监察管理、学术研究和研究生培养的专业人员联合完成。若干业内资深人士直接参与了初期翻译、后期清样校对以及协调出版事务等重要工作，并出于公心甘当译作的无名英雄，十分令人敬佩，我在此表示深深的谢意！在翻译过程中，国家卫生健康行政部门、安全生产行政部门的有关领导、单位和地方相关人员参与了交流讨论，提出了很好的意见和建议，在此一并表示衷心的感谢！现将此文件的中文译本呈现给读者，期望有助于中国职业健康工作者打开国际视角，积极思考，勤于实践，积极参与建立健全中国职业健康防治法律制度的顶层设计。同时，我们相信，中国职业健康工作的经验和实践，也必将对推动国际职业健康监察事业做出积极贡献！

众所周知，国际劳工公约和建议书只有其法文和英文版具有法律效用。需要特别指出的是，附录里列出的国际劳工组织有关公约和建议书的中文文本来自于该组织的网站和其他网站，在出版过程中，译者对中文文本中明显不准确、不专业和不一致的地方做了校正，以避免以讹传讹。鉴于译者翻译水平和专业能力有限，职业健康监察可供参考的中文资料较少，本书难免会存在各种不足，敬请各位读者评批指正！

译　者

2018 年 10 月

目　　录

Table of Contents

1 引　言

　　职业健康监察是确保职业医学与卫生相关法律法规有效贯彻执行的关键步骤，对逐步完善立法、采取行动以保护劳动者①免受所从事工作的健康危害风险至关重要。

　　劳动立法及其发展的研究显示，职业健康监察在上世纪 70 年代前被称为劳动医学监察，通常由受过医学训练的专业人员如医生承担。职业健康监察有着悠久的历史，声名显赫，可追溯到 1786 年的奥匈帝国，当时就有一位当地的执业医生，负责监察工业企业遵守新颁布的社会福利法律。大约在 1825 年，一些德国革新人士一直要求州属的医生应在当地监察委员会中拥有一席之地（我们发现了关于 1905 年巴登公国和 1909 年巴伐利亚州医学监察员活动的资料）。在法国，1840 年即有关于 Villermé②医生受委托对某些劳动者群体的生活条件进行调查而名声大振的记载。在西班牙，我们发现医生在 1873 年被任命加入地方立法机构。

　　英国是职业健康监察的真正诞生之地——借着 1784 年曼彻斯特附近拉德克利夫地区麻疹暴发的契机，Thomas Percival 医生可能是第一位被任命实施工厂调查的医学人士。这次疾病流行以后，曼彻斯特成立了卫生委员会，Percival 医生和一些年轻医生、地方法官或行政官及牧师成为该委员会的成员。类似的机构随后在英国不同地方逐渐建立起来。英国在劳动立法中开展职业健康监察的最早尝试可以追溯到 1802 年，旨在保护学徒的健康和品行（moral welfare）。然而，由于工业中心的人口过于拥挤，为了在医学上保护这些地区的工人和居民，职业健康监察很快变得不可或缺。因此，1844 年出现了以检查工厂招募童工的年龄和身体状况为职责的"持证外科医生"。我们发现 1830 年左右，利兹有一位叫 Robert Baker 的医生，承担了一些纺织厂的兼职医学官工作，并随后成为了主管工厂监察员（superintending factory inspector）。再后来，Arthur Whitelegge 于 1897 年成为专门负责劳动监察的医生。1898 年，Thomas Legge 是有据可查的第一位被任命的工厂

---

　　① 原文"worker（s）"通常译为"工人"。考虑到中国职业卫生法规常用"劳动者"一词来代表职业卫生保护的对象，为方便中国国内读者，除附件外译者通篇将"worker（s）"译为"劳动者"。

　　② 译者注：因为 Louis Renè Villermé 的研究，1841 年法国第一次通过了童工法，不准有 20 个工人以上的工厂雇用 8 岁以下的童工。

医学监察员，这或许应该归功于他自己的努力。

在其他国家，如美国，马萨诸塞州从1907年逐渐开始任命工业卫生（industrial hygiene）监察员。但是即使到20世纪初，通常做法仍然是召集医生为一些管理不太有效的地方机构提建议。直到现在，还有不少的国家没有拥有适当授权的国家职业健康监察员直接对政府部门如劳动部、健康部或内政部（个别情况下）负责。

在比利时，1895年10月22日颁布的皇家法令规定，中央劳动管理部门授权医生开展职业健康监察，然而依据1919年6月25日颁布的皇家法令，将医学服务完全独立于劳动监察部门之外，职业健康监察员能够接触和矿业有关的健康关切，（因为医学保密）劳动监察员则没有这种监察权力。

在意大利，早在1912年12月22日就颁布了法律，建立了职业健康监察机构；该法律随着立法进程进行了诸多修订和变化，职业健康监察的组织和管理也相应发生了一系列变化。目前，其职业健康和安全监察由劳动监察部门负责，监察员是公务员。职业健康监察主要由地区的劳动监察中心承担，技术上接受中央职业健康监察机构的指导。

在葡萄牙，1918年5月21日颁布的法令规定，健康部门的医学监察员负责工业企业条件的监察，尤其是监察那些使用有毒物质、从事不健康或危险作业的企业，并确保其遵守相关的安全和健康标准。

1919年3月28日，苏俄劳动委员会颁布了一项法令，开展职业健康监察服务，职业健康监察员隶属于流行病健康服务机构。

依据1920年8月23日颁布的皇家法令，荷兰劳动监察服务机构内设医学顾问和医生，以辅助该机构总干事工作，确保那些旨在保护劳动者健康的法律得到遵守。

在法国，根据1947年1月16日的一项法令，设置了职业健康监察部门及其固定人员构成，这些人员由劳动和社会保障部部长任命，按合同工作，并直接对部长负责。

然而，人们不应忘记，现代职业健康监察形式的发展历史还相对较短，在第一次世界大战结束时，拥有职业健康监察队伍的国家还不到12个。1968年，国际劳工组织特别为从事职业健康监察的医学监察员出版了一本专门的读物。此外，国际劳工组织通过与巴基斯坦等成员国合作开展了职业健康监察培训，这些工作为更新这本1968年的出版物奠定了基础。

2 职业健康监察服务的组织

按照职业健康法律要求，服务机构的组织方式、所承担的具体职责因国家而异，这种差异可能表现在技术或操作层面，也可能表现在监察员的法定地位。导致这种情况的原因有很多，包括现行政治体制、管理体制及现代劳动医学监察产生前的传统或习惯做法；此外，学术观点也可能产生重要影响，现行观点中，有人认为职业健康是公共卫生的一个分支，也有人认为是职业安全的组成部分。那些趋向于将职业健康和安全问题（或它们中的一部分）交给有合适装备的现有机构去负责处理的压力也是一个因素。

为什么不同国家组织职业健康监察服务方式差异如此明显？在此就不纠结细节，只从宏观层面进行解释。在一些国家，尤其是以农业为主的国家，资源极度缺乏，难以建立综合性的公共健康服务机构，因此，职业健康监察的工作重点是劳动者的健康监护，换而言之，就是将职业健康监察的重点更加严格地局限在健康保护方面；而在其他一些工业化程度更高的国家，职业健康监察的重点是改善工作场所的劳动条件和卫生状况，也就是说，职业健康监察的重点是监察用人单位①采取技术性和针对性预防措施来保护劳动者的健康。

根据职业健康监察的上述侧重点不同（至少在早期阶段），或许可以解释为什么各国在职业健康监察服务组织形式及其所聘请从事该工作医生的职责、医生所接受的培训、上级主管政府监管部门等方面会存在很大差异。

因此，当关注点放在医学体检时，职业健康监察就被认为是综合健康监察的组成部分，会通过立法将职业健康监察授权给公共健康部门。当更多关注放到工作场所的条件时，劳动医学监察就会（也通过立法方式）被认为属于劳动监察部门的一个技术分支领域，与劳动监察部门拥有共同的目标、职责和任务。

这两种情况也许都是职业健康监察在组织方面困难的根源，因为健康与劳动问题通常受到不同部门关注，常常不愿意受制于其他部门的权力之下。当然，工会、保险公司和社会保险计划等其他组织，通常也从不同角度直接关注健康与劳动问题。

综上所述，各国国情不同，职业健康监察在不同国家会使用不同的名称，承担不同的职责，具有不同的组织形式，并拥有不同的资源。

---

① 原文为"employer（s）"通常译为雇主。考虑到在中国职业卫生法规中常用"用人单位"一词来代表对劳动者健康和安全负责的主体，为方便中国国内读者，除附件外译者通篇将"employer（s）"译为"用人单位"。

进一步讲，监察活动既可以授权给一个机构，也可以由多个机构共同承担，每个机构依法负责健康保护的不同领域，如工业卫生、社会保障、女性劳动者和未成年劳动者等。另外，国家的不同经济部门都可能拥有各自的职业健康监察机构，如工业、贸易、矿业、农业和交通等。

联邦制国家的情况又有所不同，因为监察活动会授权给不同的联邦机构和成员地区①。

实际上，由劳动部门负责职业健康法律的实施是基于以下假设，即负责劳动事务的政府部门更容易满足相关技术要求，并能确保职业健康在推广应用社会政策和劳动政策方面发挥应有的作用。究其原因，主要是工业传统悠久、职业健康立法发达的国家的经验表明，人身保护仅仅是对劳动者的经济、合法权益及他们的品行等进行保护的一个方面，尚不足以充分保护劳动者的健康。要充分保护劳动者的健康还需将该企业的具体技术因素和组织方式一并纳入考量。例如，在预防工业事故方面，人因要素的研究与技术要素的研究直接相关；如果要预防工作疲劳，一定要考虑与企业合理的生产组织方式相关的问题，如机械化程度、工作时间安排等。

依照工效学这门新兴学科的要求，应调整工作安排以适应劳动者，而不是反过来调整劳动者去适应工作。事实上，如果要实现这一目标，企业的监察医生、心理学专家、技术专家、生产经理、人事部门领导等必须通力合作，换句话说，就是所有职能人员必须通力合作。因此，一些国家已决定将职业健康监察的管理与技术职责授予州或省一级机构，通常是负责劳动政策的劳动或社会福利部门。

尽管如此，这并不意味着我们应该忽视劳动部门与公共健康和健康主管机构间的必要合作。这不仅仅是因为前面提及的常见因素，也是因为很多时候公立机构的各自职权范围并没有严格界定。这些职权不明确的例子有：女性就业、童工雇佣、保护工作场所妈妈或职业母亲、预防职业性传染病、保护免受有毒气体危害、消除有毒工业废物等。与之类似，对开展如 X 线普查易被忽视或迟发型肺尘埃沉着病、结核病和导致社会问题的其他疾病的群体性调查方面，职业健康主管部门和公共卫生部门似乎都有兴趣。这种职能交叉重叠也容易发生在农

---

① 每个成员地区的相应立法各不相同，在美国，没有设立联邦职业健康监察服务的单独立法，任何州也没有这样的法律。概而言之，法律法规依据美国公共健康服务部门（United States Public Health Service）被赋予的授权为基础建立，该部门有时会与劳动部合作，开展职业病预防工作。在联邦德国，监察机构由综合技术监察、职业健康监察和矿山监察组成。在大多数州，职业健康监察有的由劳动和社会事务部负责，有的由内务部负责，或由医学调查部门负责，有时工厂医学监察办公室同时也是职业医学研究所，此种情况要由上述部门或者州府总理决定。工厂监察机构配备医学监督员尚属罕见。在奥地利，按照劳动监督法（1947 年），"每个企业的监察机构和中央的企业监察机构都必须配备 1 名企业医学监察员，所有监察队伍均附属于联邦社会事务部"。

业活动中,因为在这些活动中职业健康、农村健康、公共健康等面对的对象通常是相同的。

然而,公共服务其他领域遇到的情况并不比上述情形好多少,也并不能完全依靠明确界定各机构的职责范围来解决,因其在理论上和实践上都难以做到。解决这一问题,更多地应该依靠职业健康监察部门和公共卫生部门这两个有关部门间的有效合作。这样的合作不仅应该在中央一级,也应该在他们下属的分支和附属机构间开展。在此方面,就一些特别问题专门建立联合机构已经在一些国家实施,并已被证明行之有效。

当数个服务机构共同实施保护劳动者的相关法律法规时,责任有时难以界定清楚。例如,在矿山监察机构独立于劳动监察机构的国家,矿山监察机构与劳动监察机构的责任界限很难划清,这一点在对选矿厂的监察方面尤为明显。在此应再次强调,部门间协调与合作是避免纠纷及职能重叠的关键,也对确保政府的适当监察至关重要。

尽管各国国情有其多样性,在专有名称、机构、合作机制,以及授权、协调和拥有资源的程度方面存在差异,世界各地的职业健康监察,在技术方面仍基本保持恒定,几乎不受国家政治、立法、管理、社会状况等方面差异的影响。

由其范围和本质决定,职业健康监察必须放在技术和管理这个大背景下来考虑,它是这个大背景中的一个重要因素。任何现场监察都只是完整的职业健康监察过程中的一个环节。完整的职业健康监察起始于现场监察前的准备工作,以确保现场监察的顺利进行及有效实施;结束于监察后的追踪行动,直到确保现场监察所提出的指导意见被遵从为止。

建立一个中央级职业健康机构开展指导和协调活动尤为重要,这将确保使用统一的标准来贯彻落实法律法规,核对监察员获取的信息并用于改进服务质量,帮助设计合理的法律制度,并影响社会政策。

在地域宽广的国家,可以通过利用配有地方职业健康监察员的地区分支机构而下放一些监察权限。如果想使职业健康监察行之有效,以行政区划地域大小、工业化水平高低、可使用监察员人数多少等情况为依据,在全国范围内设立分支机构是极其重要的。

中央和地区的监察服务机构都需要有足够的管理和辅助员工,管理人员的工作无论在哪个区域都大致相同,而非医学专业辅助人员的工作内容预计在不同区域会有较大差异,他们可能会作为职业健康监察员的左膀右臂,辅助其至代替职业健康监察员完成一些简单直接的工作,如厂房建筑的测量,查询缺勤、事故和疾病记录(前提是保守医学秘密),有时还需要使用仪器测量湿度、温度、采光和噪声等。

3 职业健康监察员的主要职责

对企业进行职业健康监察尽管不是职业健康监察员的唯一职责，但是其主要职责。依照职业健康监察员的法定职责、权限、监察行为带来的法律后果和措施等方面的不同，"监察"这个术语的意义和内涵理所当然地有所不同。

广义而言，职业健康监察的目的是检查企业是否遵守保护劳动者健康和人身安全、免受职业危害的法律标准。然而，正如前文中强调的，这只是监察的初级目的，职业健康监察员的职责远大于检查企业的守法程度。

虽然法律不可能将工业活动中产生的所有有害因素都涵盖，但很难见到职业健康监察员在发现法律尚未规定的新危害后不指出来，或者在职权范围内不尽其所有努力预防这些新危害的情况。监察只是一个手段或工具，让监察员能够判断一家特定企业是否会因为其工作性质、工作环境、生产方式、原材料或产品而危害或威胁劳动者健康；监察的最终目标是从源头消除职业性有害因素。

但是，无论法律和管理因素对监察员所赋予的权限有何不同，从词源学看，"监察"术语本身已清晰地阐明了其内涵，即为了改正可能发现的任何缺陷而对某些事实、环境或状态所开展的细致、充分的"查证"。

4 法律、法规的执行

无论过去还是现在，职业健康监察员的首要任务始终是确保保护劳动者健康的法律法规能够在劳动者工作过程中得以有效实施。职业健康监察员在执行健康卫生标准时，应按照法律所赋予的权限开展工作。这种界定从法律上似乎很清楚，但实际上当人们审视职业健康监察员履行的职责时，会发现这种界定并不全面，因为职业健康监察员直接和间接的职责、任务都超出了仅仅严格执行法律标准的范畴，这一点在工业化和社会发展方面比较发达的国家体现得尤为明显。

难以评价的最主要因素是职业健康法律本身对其范围的准确界定，即使不考虑国家间劳动立法方面的差异，也可以发现，这些现代劳动法规或多或少都与医学直接相关。其中，有些规定特指劳动者的健康保护，并且更具医学特点，如企业中的职业健康标准、危险物质防护、医学健康体检、童工雇佣、生理残疾和孕妇等特殊人群保护、急救、卫生和福利设施；有些标准虽然旨在保护劳动者健康，但并不仅仅是或绝对是职业健康监察员的工作范畴，职业健康监察员仅能关注一些重要方面的标准实施，如工作组织、薪酬系统、工作时间安排、轮班作业、事故预防、社会保障、劳动者的内部流动与安置。

然而，如前所述，职业健康监察员的监察权限与劳动保护立法进展密切相关，劳动立法本身又折射出社会对这些问题的关注和思考趋势的全貌。众所周知，人们关于工作对劳动者健康影响的认识在广度和深度上不断拓展，因此职业健康的概念也一直被不断修正。最早的职业健康概念以某些职业的具体职业病研究和预防为主，因此被严格限定为"技术性疾病"，该定义之后逐步被诠释得越来越综合和灵活。通过国际劳工组织/世界卫生组织职业健康联合委员会在其 1950 年第一届会议对职业健康做出的定义和该委员会在其 1995 年第十二届会议上对这个定义做出的修订，使职业健康定义的全面性和灵活性达到了顶峰。

职业健康应致力于：促进和维持各行业劳动者最高水平上的体格、精神与社会之完全健康状态；预防劳动者由工作条件引发的健康异常；保护劳动者免受工作中不良健康因素的危害；让劳动者在适应其生理和心理承受能力的职业环境中工作；总而言之，就是调整工作使其适合于每一个劳动者并使劳动者能胜任自己的工作。职业健康的主要工作有以下三个不同目标：①保持并促进劳动者的健康和工作能力；②改善工作环境和工作内容，使其有利于安全和健康；③建立劳动组织管理和企业文化，使之有利于健康和安全。创建这样的劳动组织管理和工作文化既弘扬了积极的社会风气和促进了企业的顺利运行，还可能有利于提高企业自身的生产效率。这里所谈的工作文化是指企业所倡导的基本价值体系。这个文化体现在企业的管理系统、人事政策、参与原则、培训政策和质量管理等方面实践中。

如此全面的职业健康概念必定会使其功能更加难以定位，这就需要医学与社会服务领域的不同学科分支之间建立更紧密的内在联系。同理，在制定旨在满足这些职业健康目的的法规时和负责执法的机构体系内也需要建立同样的联系。

5 咨询与信息告知

职业健康监察服务机构除了具有上述的基本和具体职能外，还要考虑其他重要性也不亚于劳动者健康和福祉保护的任务。劳动者生理和精神的健康主要受到所从事工作的影响，但并不局限于工厂内或工作期间，而且受到劳动者嗜好、习惯和私生活的间接影响。

因此，职业健康监察员的职能包括对劳动者的工作及其所处社会环境相互作用带来的复杂情况进行研究和评价。这个工作领域的逐步扩展是源于当下这种全球趋势，即减少职业健康监察员单纯的执法方面的工作，使他们转向专注于对执法监察对象的咨询、教育和告知。即使在那些对健康卫生标准有直接执法权力和职责的职业健康监察员是劳动监察的主要组成部分的机构中，情况也是如此。

关于这一点，可以回顾到 1947 年通过的《劳动监察公约》（第 81 号）的有关规定，该公约要求批准生效的成员国让"劳动监察员酌定是否发出警告和劝诫而不提出或建议起诉"（第 17 条）。

考虑到职业健康监察员的专业能力及其与工业企业的直接联系，职业健康监察员在劳动者和管理人员预防职业危害、改善一般工作条件等方面的教育方面能发挥非常有效的作用。

职业健康监察员的作用可以通过多种形式得到发挥，如参与职业安全与健康服务活动或职业安全健康委员会的工作，在推广职业安全与健康的企业和机构讲课、座谈，或者在职业技术学校开设课程。职业健康监察员有时甚至需要作为发起者组织这些机构建立和完善这类教育。职业健康监察员在开展针对那些负责监督管理工作场所的人员或者职业健康与职业医学相关人员的培训工作方面尤为必要。

一些国家已经在国家和地方层面建立了相关机构，用以宣传预防性的法规和器材，对劳动者开展职业安全与健康教育，对健康保护的适宜装备方面开展调查并提供适当的咨询。鉴于职业健康监察员的数量有限和他们偶尔才到企业进行现场督察的必然性，职业健康监察员通常不可能充分地、直接地和足够规律地发挥他们的教育和告知作用，因此职业健康监察员有必要与其他教育培训机构进行合作。

6 酌 处 权

但是，与前述因素相比，保护性立法对象的本质，尤其是建立一个管理系统或详细标准来应对所有复杂的生物学规律和现象的难度，更加彰显了职业健康监察在提供咨询和教育方面的必要性。相应地，现代执法常常是建立在职业健康监察人员酌处权的基础上。这样职业健康监察员可以有权自行对劳动条件做出判断，依据法律条款中时常笼统、宽泛的规定或仅仅是原则表述，根据案例所涉及的各种特殊情况调整执法。

这些酌处权通常有明确的法律授权，然而有时却隐含于法律规定的字里行间，常见的表述为应当采取"有效措施"、"足够措施"或"防范措施以确保最大程度的安全"。

这些酌处权会将个人主观因素带入执法，但是，无论如何，酌处权应以律师们称之为"法律确定性"为基础。如果不同监察员对同一法律条款的解读存在不同，就会发生在不同区域或同一行业的不同企业执行这一法律条款时使用不同处理方式的情况。尽管如此，在起草技术条款时，法律起草者往往会认为不需要写出必须采取控制措施的细节，原因可以是每个案件实际情况差别非常巨大，要求采取不同的纠正措施；也可以是技术和预防措施的发展往往快于法律的修订，因此将具体情况处理措施设定在硬性和严格的标准里是不明智的。

法律对职业健康监察员赋予的信任和权力除了要求职业健康监察员具有客观分析和判断的能力，以及及时更新知识储备，还特别要求职业健康监察员具备卓越的教育、咨询和劝导被监察对象遵从他们指令的能力，否则容易导致监察不当和随意裁决。

这就解释了现代发展趋势对劳动监察员、尤其是职业健康监察员能力方面的要求，如可参阅前述劳动监察公约（第 81 号），为用人单位、劳动者和其他机构提供技术咨询和信息服务，以帮助这些对象采取最佳方式遵守法律并达到监察工作所追求的社会目标，是这些监察员的重要职责，他们要有能力履行这些职责。

在实践中，职业健康监察员对问题越熟悉，越能够针对问题提出解决问题的有效建议，职业危害控制活动和履行监察职责就越成功。

7 对研究与立法的贡献

日常工作中，职业健康监察员每天都要处理各种不同的工业技术方面和医学方面的问题。其中，工业技术方面问题显得更加棘手，一部分原因是主要接受生物科学训练的职业健康监察员可能不太熟悉工业技术问题，另一部分原因是其所面临的问题差异很大。正如在医学实践中没有两位完全相同的患者，职业健康领域中也没有两个完全一样的问题。

只有通过长期实践和反复观察获得的综合性知识，才能够保证职业健康监察员提出的建议有效。这些知识不仅涉及工厂内的技术、环境、人力和组织结构等影响劳动者健康的因素，同样也包括那些外部能够影响劳动者健康和福祉的因素，如居住、交通、饮食、休闲等。

我们值得追溯有些国家从法律上将研究职责具体赋予职业健康监察员的情况，不过由于要求监察员承担大量其他的监察任务，监察员的研究职责并不总能得到应有的重视。作为咨询者，职业健康监察员从事研究工作不仅有助于自身的训练，提出更加出色的建议，而且还能为他们提供推广法律和完善法律的机会。几乎在每个国家，职业健康监察员都直接或间接参与了起草职业健康监管、劳动者健康保护方面的法律法规。即使职业健康监察员没有直接参与法律法规的制定，他们也可以通过定期发表工作报告或其他方式，公布他们所发现的法律法规的不足，或指出需要根据生产工艺的变化而制定的新规定。事实上，后者正是劳动监察公约（第81号）的规定要求，其第3条第一段（c）小段要求职业健康监察员"向主管当局报告现有法律规定没有明确覆盖到的任何缺陷和弊端"。

预防性法规通常立足于已被实践和研究所证明的知识，因而总是滞后于现代科学的快速发展，这也是为什么恰当的执法应有合格并博学的职业健康监察员的咨询或技术建议作支撑，因为职业健康监察员对于完善法律的价值来自于他们日复一日的执法实践，以及他们对法律优势与不足的全面了解。

8 执 法 权

如果职业健康监察员履行职责时要承担如此宽泛的责任，那就必须通过法律的方式赋予他们相应的特权。尽管这些权力会因监察机构相关的法律体系、内部组织、运行方式及职业健康服务在监察机构中的地位等方面的差别而有所不同，但是它们在近乎所有的工业发达国家中都是非常相似的。对于职业健康监察员的授权还应遵循国际劳工组织公约所提出的基本原则，尤其是《劳动监察公约》（第81号），后者是劳动监察的一般规定。

8.1　确保独立性

职业健康监察员要公平、无偏倚地履行其艰巨职责，至关重要的是保持其完全独立性，不受政治或其他任何形式的外界影响。即使职业健康监察员不是公务员或者不是具备司法权的官员（在一些国家职业健康监察员具有与其他劳动监察员同等地位），职业健康监察员也应拥有特定的保障措施，使他们能够获得在所负责领域履行职责、保护劳动者健康、监督用人单位行为或企业管理方面的必要威望和道德权威性。所谓保障措施，涉及以绩效为基础的聘用制度、工作条件、聘期保障、个人的技术和专业责任等。就个人的技术和专业责任而言，如果一名医生从属于没有医学资格的官员之下时，或者，如果权力被授予其他执法主体而导致监察员不能行使强制权力时，在实践中他提出的干预措施就会面临难以实施的局面。

这些困难确实存在，解决问题很大程度上依靠国家法律体系的完善，且必须从不同途径入手。此外，因为职业健康监察员的专业能力赋予他们一定的影响力，这些困难在他们个人层面得以解决的情况也屡见不鲜。

8.2　进入工作场所和开展质询不受限制

保障职业健康监察员履行其职责的另一个重要条件是，享有和其他监察员同等甚至适用范围更广的通行权，即能够不受限制地进入所有固定工作场所、所有劳动者开展职业活动的场所，以及所有为劳动者提供福利或健康服务设施的场所。

职业健康监察员必须被授予对劳动者工作条件及该劳动环境下可能产生的任何健康危害进行亲自观察的权力；观察工作环境尤其是观察劳动组织形式和所使用的材料和产品。为此，职业健康监察员必须能够获得生产过程中的所有技术信息和数据，包括那些秘密的甚至是受技术秘密保护的信息；必须允许职业健康监察员查看记录并采集样品。

通常由法律授予职业健康监察员拥有这些权力，不仅在他们行使强制权力的那些方面拥有，而且他们仅仅在劳动监察机构内发挥咨询作用时也应同样拥有。不管怎样，即使在职业健康监察员发挥咨询作用的情况下，给予职业健康监察员在其专业领域内开展任何调查的最充分机会实际上是符合用人单位利益的，因为这有利于职业健康监察员找出不健康因素的根源，提出消除这些因素途径和方法的建议。这与执业医生的临床工作相似——只有认真研究每种症状和病变的临床表现后，才能诊断疾病、提出适宜的治疗方法。

9　执　法　操　守

9.1　保守专业秘密

与医学实践相似，职业健康监察员在履行职责时会接触到各种信息，自然地他们也会受到严格遵守专业保密操行的约束。事实上，职业健康监察员涉及的专业秘密共有三个方面：一是严格意义上的医学数据和信息，如劳动者体格、健康状况；二是涉及生产过程的技术秘密，即不被允许公开的技术信息和数据；三是在职业健康监察员接到劳动者、技术人员或厂医关于缺陷或违法情况的爆料后必须依法调查的案件，出于各种原因爆料人希望为他们保密。

9.2　企业中无个人利益

和任何监察员一样，所有职业健康监察员都有一项必须承担的义务，这个义务相对于法律更多来自于道德上的要求：就是职业健康监察员在所负责监察的企业中绝不能有任何利益或任何形式与企业的管理有关联。还有一点是在某种程度上与前面提到的要求限制相关，就是职业健康监察员开展专业活动时存在为用人单位管理者和其家人治病的可能性。当职业健康监察员兼职从业，并被允许继续私人行医时，可能会出现上述问题。这个问题更多地是一个伦理问题而不是法律问题。

还有一个同样但从伦理上看并不那样棘手的问题，就是如果一位被允许行医的职业健康监察员接诊了在其负责监察单位工作的患者。尽管这种情况或许能给患者带来一定的益处，但有理由断定，除非必须，应予以避免此类情况发生。

无论何种情况，企业或劳动者不能以任何形式（直接或间接）付给职业健康监察员任何费用，用以作为职业健康监察员履行职责和开展工作的报酬。理想的情况是职业健康监察员也不能靠增加监察活动（如现场监察的次数、发出多少条指令、体检了多少人）从所属的政府部门获得特别的津贴、补贴。一旦采用这种激励机制，不仅用人单位和劳动者会很快知晓，有损于职业健康监察员在他们心目中的形象，同时，如果数量的增加是以牺牲质量为代价换来的话也会导致灾难性后果。基于同样原因，当法官裁定用人单位或劳动者违反了相关法律并处罚款罚金时，职业健康监察员无论以个人还是以监察机构成员身份都不能从中获取任何好处。职业健康监察员的工作性质要求他们的薪金不能由此所得。

10　职业卫生和健康专业人员的伦理准则

国际职业健康委员会 1992 年首次通过职业健康专业人员伦理准则①。这个伦理准则用于指导所有从事职业健康活动的专业人员。职业健康监察员遵守这个准则各项条款的要求是十分必要的。该准则的基本原则是：

职业健康实践必须按照最高执业标准和伦理原则进行，职业健康专业人员必须为劳动者个体和群体的健康与社会福祉而服务，并且对环境健康和社区健康做出贡献。

职业健康专业人员的义务包括保护劳动者的生命与健康，尊重人的尊严，并促进在职业健康政策和活动中体现最高的伦理原则。执业中保持行为操守，诚信可靠，对健康信息和数据保密和保护劳动者隐私等也是其义务的组成部分。

作为专家，职业健康专业人员在履行职责时必须享有完全的专业独立性，必须具备并保持履行职责所需的专业能力和素质，并具备按照良好职业健康实践和专业伦理要求开展工作所需的条件。

国际职业健康委员会提供了该伦理准则的完整版本（本书略）②。

---

① 译者注：国际职业健康委员会在 1992 年首次通过了它的伦理准则，并分别于 1994、1996、2002、2006、2009 和 2014 年出版了修订版本。
② 译者注：该准则的中文译本可以在国际职业健康委员会的网站免费下载：http：//www.icohweb. org/site/multimedia/core_documents/pdf/code_ethics_chi.pdf（译者最新登录该网址的日期是 2018 年 10 月 7 日）。对该文件的英文原文权威文本感兴趣的读者也可在国际职业健康委员会的网站免费下载：http：//www.icohweb. org/site/multimedia/code_of_ethics/code-of-ethics-en.pdf（译者最新登录该网址的日期是 2018 年 10 月 7 日）。

11 应具备的知识

职业健康监察员必须具备多方面的专业知识和能力，以保证其行使多种职责。首先，拥有足够宽广和最新的综合医学知识很明显是最基本的要求。但这还不够，医学院校的常规课程通常不包括职业健康监察员工作所必需的一些课程，或对这些课程没有予以足够重视。仅从生命科学角度看，在这些所必需开设的课程中，最重要的应有工业生理学、职业病理学、工业毒理学、工业卫生学和职业卫生学等课程。

那些必须增加而在常规医学教学中通常不够详尽或根本没有教授的课程还包括工效学、法医学、劳动法规、工业心理学、社会学、统计学基本原理、流行病学和工业技术中最主要的方面。

对工业病理学知识及与之密切相关的工业毒理学问题的全面了解，应作为职业健康监察员培训的一个核心要素，使他们能够评估工作生产条件可能会对劳动者健康和幸福产生的影响。

职业健康监察员的主要专业领域之一是监测工作环境，识别、评价影响劳动者健康的环境与职业性有害因素，对群体和个体的防护设施、职业危害控制体系进行咨询。职业健康监察员应该与工业卫生学专家密切合作，后者主要关注工作环境中的各种因素，包括采光、温度、湿度、噪声、振动、电离辐射、尘雾、烟气等各种污染，以及工作场所的管理与维护。尽管减少有害因素及消除伴随危害涉及的技术问题通常属于技术监督范畴，并且要靠企业自己采取纠正措施，但职业健康监察员有责任提醒技术监督员，要求企业管理者重视工作环境的改善。除了开展两项常规监测项目，即环境监测和健康监护，以评估劳动者有害污染物的接触水平外，如职业健康监察员认为必要，应当组织或建议对接触工业化学物质的劳动者开展生物学监测。

做一个风险评价不但需要具备丰富的工业毒理学、化学、物理学知识，还要具备采样、检查方法及实验室测定等方面的知识。尤其是，必须有能力根据实验室测定是否针对工作环境里存在的特定风险和检测程序是否适当等去解读测定报告的结果。

工业生理学是观察劳动者适应工作条件的程度的知识体系；这些知识对职业健康监察员至关重要，因为他们要检测和评估工作所致的所有生理和心理压力因素，并由此确认劳动者的疲劳程度。当要求职业健康监察员去检查女性和未成年劳动者的工作条件时，这方面知识同样必不可少。职业健康监察员还可能被要求检查残疾劳动者的工作条件、他们是否符合工作对身体和健康状况的要求，以及与康复、再就业相关的问题。

工效学又被称为人因工程学，是许多生命科学和技术科学应用的结合，旨在更好地调整工作过程以适应人的特点和需求。传统工业医学直接针对人和工作引起的病理变化。相比之下，工效学的优势是它不仅将研究扩展到所有可能直接或间接影响劳动者生理和心理平衡的各个方面，而且着重于通过改变劳动生产条件来解决问题。工效学从技术、生物和组织多个因素交互作用方面、生理与心理平衡方面、劳动者健康方面，为职业健康监察员提供了宝贵的知识。

在劳动法律法规方面，职业健康监察员应当全面把握那些直接涉及职业医学与卫生的专项法律法规，了解那些涉及劳动者保护的普通法规（包括那些专门针对儿童、女性、老年劳动者、残疾劳动者的法规）。

职业健康监察员必须充分掌握法律法规的详细规定，并及时更新，以求不但能够合理执法，还能判断这些法规是否需要随着工业技术的发展而改进。

职业健康监察员常常要对职业医学实际工作中面临的很多法律问题提供咨询，主要问题包括社会保障的应用，开展一些工作时遇到的伦理问题，监察员与同事、用人单位和劳动者的关系等。

职业健康监察员绝对有必要具备有关技术和工业流程方面的知识，当然这并不意味着他们应该具备现代工业所有复杂门类的各种知识细节。重要的是，职业健康监察员必须愿意并有能力结合他们在监察工作中获得的一手的、针对特定行业的亲身经验，去了解各种工业技术，要对最重要的工业流程拥有即使是肤浅的大致理解。在发展中国家，应优先熟悉有危害操作的工业、行业。

12　职业健康监察的类型

职业健康监察员现场检查依照其性质有所差别，并在一定程度上决定了其所采用的技术手段。列举出监察的类型及其范围，并非轻而易举，因为涉及诸多因素例如：

国家的法律和管理体制，劳动法律的制定和内容，职业健康监察的职责和权力。

监察的类型，如是针对单一企业是否遵守所有保护性法律规定的常规检查，还是仅针对某些方面开展的特殊检查或专项检查。

公司的类型，如工业、商业、农业或采矿业等。

从事业务的类型，如对于工业企业而言，化学、纺织、制造业等。

企业的规模和范围，如大型工业联合体、中型企业或小型手工作坊。

处于次要地位的其他因素也会产生影响，如职业健康监察员履行职业健康监察职责和其他职责之间的时间分配。然而，在任何监察活动中，职业健康监察员的个人素质、培训程度、经验和性情无疑是主要影响要素，这些因素会影响职业健康监察员去探索不同劳动人群中出现的各种复杂问题。因此，预先设定一套适合于所有可能在具体实践中发生的各种不同情况的程序十分困难，由于上述因素每次监察的本质都会有所不同。

职业健康监察员制订固定时间段（通常是 1 周）现场检查相对详细的日程安排，能提高效率和有效利用时间。制订这些日程表时通常应考虑以下因素，如被检查工厂的性质和规模、工厂间的距离、所涉及的问题范围、具体问题的紧急程度等。系统地描述监察技术问题时，绝不能忽视来自监察机构组织以外的因素和职业健康监察员要履行的特殊职能，这些职能在不同国家有所区别。此外，还需注意常规监察与针对特定职业危害的特殊或专项监察之间的初衷之别。

12.1 例行监察

例行监察是最常见的检查方式，将企业作为一个整体进行检查，其目的是查看所有涉及保护劳动者健康和卫生学要求的法律法规的执行情况，通常在职业健康监察员的初次现场检查中完成。

例行监察后，可能会有不定期的其他现场后续检查，以查看用人单位是否已经将职业健康监察员直接提出或通过相关机构间接提出的指令或建议付诸行动。

通常，例行监察比一般检查更加仔细和彻底，因为职业健康监察员必须全面调查保护劳动者的法律在企业里是否得到执行，职业健康监察员必须充分熟悉企业所面临的危害及应对危害所采取（或者应该采取）的控制措施。

开展首次例行监察时，犹如一次旨在发现一个推定危害的特殊监察，必须认真仔细，不能遗漏任何具体的生产过程或工作环境。在一些工业企业，严重危害劳动者健康的职业性有害因素可能会隐藏在细节里或某个生产过程的环节里，这些细节或环节可能会被认为不是最重要的而被忽略。

此外，即使职业健康监察员有经验和对类似操作或同类行业有一定程度的了解，他们也需知道在监察工作中至关重要的是不能仅仅完全依赖于自己的经验。

通常，尽管是相似的设备或明显相关联的生产过程，也会在细节上存在差异，这些细节，尽管在技术上的重要性很小，但对健康危害而言，也可能是致命的。

12.2 定期监察

例行监察的间隔时间通常写在监察管理机构的规定里，在这些监察周期中，职业健康监察员应该同时从生产和职业卫生服务两个方面检查整个企业，目的是确定在环境状况和福利设施方面是否有技术改变或调整，职业危害是否增加，安全管理组织和预防性措施是否有效，人员的结构和健康是否有变化。

在两次例行监察的间隔周期中，如遇保护劳动者相关的法律、法规、协议或合同修订，职业健康监察员可在开展现场检查的同时指出实施新规定所需采取的措施，并向管理者和劳动者提供新规定的信息，对新法规的解读和应用作出解释。

职业健康监察员可分别向用人单位和劳动者指出各自拥有的义务和权利，并为如何正确贯彻实施那些法律条款提出适当的建议，特别是落实职业健康监察员自己提出的建议。

通常认为，例行监察的实施周期应为每年 1 次，但实际上这仅仅是一种建议。在工业快速发展的国家，每年 1 次的例行监察频度很难满足实际需要。

应灵活理解年度例行监察这个基本原则，这不仅是因为需要考虑职业健康监察人员数量多少的因素，还需考虑其他因素，有一些因素前文已有涉及。这些因素包括企业的地理分布，如一地区聚集有很多企业，即使他们属不同类型或原来年检时间不同，也可能在同一个时间段被集中检查；按要求检查的频度和监察员自己提出的检查；特定企业行业对检查的特别需求；那些季节性或临时性特征明显的工作；工业或企业在遵守健康和安全法规标准方面的具体状况。

除上面提到的影响一般劳动监察的因素外，还有一些因素也会特别影响职业健康监察的周期。这些因素包括新危害的出现、新生产方法的引进、职业病暴发等，需要在一家企业、几家类似企业，或者在治疗中心、研究机构进行特别的调查。因此，年度职业健康监察是常规，很显然还需要兼顾职业健康监察的其他要求，只要这些要求完全是根据所需预防的职业危害的性质、严重程度特别提出和必须执行的。

为了指导职业健康监察员设计监察计划，应将需要更频繁监察的企业名单单独列出；在一些国家，高危害的行业只要被公布为有害健康行业，该行业的企业都会被单独列出。在法律上没有进行此类区分的国家，理想的做法是职业健康监察员被赋予进行类似分类的权力，以便能够以一种系统而有效的方式安排其监察活动。

在决定（辖区内）企业接受监察的优先顺序时，应考虑到的事实是，小企业通常缺乏适宜的职业健康和安全服务，他们更多需要的是职业健康监察员的帮助和监督，而大企业的特点是它们更可能改变它们的工业流程和操作方式。

再深入阐明一点，当可供调度的职业健康监察员数量有限时，对大型企业进行现场检查，可覆盖的劳动者数量更多。

12.3　特殊监察

特殊监察或带有特殊目的的现场检查一般应监察机构总部要求而开展，以实现某种改变；也可以是应劳动者或他们的工会要求而实施。特殊监察有时也可应企业自己的请求而进行，这种情况特别发生在职业健康监察员的主要职责是开展咨询活动，或者是法律有规定将这种检查作为给企业发放许可、容许其豁免某些法律管制时的条件。特殊监察的目的是检查先前提出改进措施的落实情况，或者是针对实施与工业卫生有关规定的特别检查，或是收集劳动监察机构要求的信息。由于目的非常具体而确定，特殊监察通常不会对企业状况进行系统、完整的检查。当然，即使只涉及某些具体问题或企业的某些部门，特殊监察也不可能不考虑企业的整体情况，但是如果已经从前期的现场检查（常规监察）中获取了有关信息，职业健康监察员就能够在特殊监察中更专注于特殊的目的。

12.4　联合监察

因为技术监察队伍中，还有健康专家、化学专家、安全专家等其他技术监察人员，这就促使了联合监察的出现。

由于健康与安全密不可分，职业医生和技术人员之间具有互补作用，因此职业健康监察员和技术监察员（工业卫生专家或安全工程师）合作，对于实现对企业内的职业危害追踪并保持对其持续监测、制订和实施预防措施及设计和配置保护装置等常常是尤为重要的。

例如，当工作条件不舒适或者因为过热会导致危险时，职业健康监察员就要根据以下多种影响身体热平衡的因素决定工作中的最高容许温度，即环境因素（湿度、风速、热源性质和室外气候）、劳动者的作业特点和个体状况（年龄、工作性质、能量消耗和适应性等）。

然而，技术人员和职业医生需要一起工作来确定和建议改善现有工作条件的最佳技术手段。他们需要指出采取什么行动及这些行动会在多大程度上影响与人体热耐受有关的物理因素，如风速和湿度；或者是否需要更直接地控制有害因素，如限制热源的热辐射；或者当建筑物暴露在阳光下时，通过隔热措施减少建筑物表面的热传导是否理想；医学咨询人员还需要进一步考虑技术措施是否充分，是否需要提供个体防护，以及需要何种个体防护，如减少高温接触时间、使用个体屏蔽等措施、保障身体的水盐平衡等。

我们可以列举许多案例来展示这种合作不仅是理想的或者有效的，而且是必需的。这样的案例大部分都与应用现代工业卫生基本原则改善工作环境和增进安全（消除气体、蒸气、粉尘、烟及事故预防）相关。

因此，通过职业健康监察员和技术监察员的联合检查一般就可以实现联合监察的主要目标。必须认识到在常规检查中构建综合团队通常是比较困难的。联合监察需要借助监察总监按照其职责先行协调，然后由职业健康监察员与其他技术人员进行直接对接，保证职业健康监察员在对企业检查后（或必要时检查前）能够向该技术人员进行咨询。总之，当涉及企业新项目法定预审查，或涉及一些特殊的工业卫生问题时，应当安排联合监察。当职业健康监察员的职业培训是基于传统模式，即学习的内容主要或全部限于病理学和临床工作时，尤其需要组织联合检查。

联合监察所带来的良好的心理作用不应被忽视。经验表明，当专业资格和职能互补的监察员共同完成企业调研时，对行业企业产生的影响力远大于同样监察员各自分别进行的现场检查。

13　监察前与监察期间的沟通与交流

13.1　监察通知

监察员进行现场检查前是否应该通知企业管理层是个常见的问题，其解决方法因情况而异。这里很有必要引述 1947 年的《劳动监察公约》（第 81 号）对一些关键原则的表述。该公约在其12条中规定：劳动监察员在进行检查时应该有"自由和并不需预先通知"进入其负责的任何企业的权力。同条第2段还规定：监察员进行现场检查时，应将他们到场一事通知用人单位或其代表，除非监察员认为这样做可能会有碍于他们行使职责。不过现实的情况是，即使在那些职业健康监察员与劳动监察员拥有相同职责和权力的国家，预先通知用人单位或职业健康监察员已在现场检查时用人单位才知晓，正常情况下似乎都不会对检查的目的和效果带来不利。

在一些特殊的情况发生时，如管理层涉嫌未按法律要求采取某些预防性措施，或为隐瞒某些职业性有害因素而改变操作条件等情况发生时，就会对是否预先通知产生疑问。不过产生这种疑问的情况对于职业健康监察员来说并不太常见，尤其对于那些主要职责就是咨询的职业健康监察员而言更是如此。事实上，即使职业健康监察员的主要职责是执法，预先通知也是实现监察目的的最好方式，因为这给予管理层收集澄清各种医学问题所需信息的机会，并安排通常现场监察见不到的人员（如工厂医务官）参加会面。

13.2 与管理层接触

因此，在工厂内开展现场检查之前，职业健康监察员如能与该工厂的管理层、工厂医务官、人事主管、有关的厂劳资谈判委员会的健康与安全代表、福利部门等先会面，将有助于其工作。管理层与人事部门能提供一些信息，包括劳动力结构及按性别和年龄分类的信息（未成年人比例、老年人比例、身体残疾劳动者比例）及工作时间、休息时间、下班时间、超时工作和夜班工作等信息。

即使是检查与上述信息相关的标准执行不属于职业健康监察员的职责，这些信息对于解释某些职业医学发现也可能至关重要。同样，付酬方式也很值得了解，特别是按数量、任务完成率或产量付酬时。

职业健康监察员通常并不总是需要花费时间直接获得社会和经济方面的一手资料，这些资料尽管不与受调查工厂直接相关，但当新建工厂位于一个非工业地区或不发达地区时，社会经济资料对其了解劳动力结构便十分重要。这意味着医学监察员要调查当地的生活水平、就业水平及在农业经济向工业经济的转型中面临的所有问题，如人口由农村向城镇的流动，住房条件，交通设施，劳动者对新工作、新习惯的调整，工作关系或家庭人际关系的破裂等。

企业管理层通常可以提供这些信息，作为职业健康监察员现场检查的背景材料。这些信息将有助于说明企业的某些特点，如劳动者离职率高和满意度低；并解释某些职业健康特别关注的现象，如患病率异常、事故率或缺勤率异常高。

13.3 与劳动者接触

与劳动者及他们的工会或者劳资谈判委员会的代表进行接触常常非常有益。事实上，职业健康监察员坚决不能给人们留下更愿意倾听管理层、工厂医务官而非劳动者观点的印象。而且，由于承担着提供咨询和教育的职责，职业健康监察员不能将服务局限于某些对象，而应该面向包括劳动者在内的所有人。对劳动者而言，职业健康监察员是拥有劳动专业领域知识的医生，其权威性很大程度上能确保预防措施被工厂接受并实施。一个用知识、公正和练达去赢得劳动者信任的职业健康监察员，将更易成功完成其工作任务。

然而，如在工作时间内与劳动者交谈，职业健康监察员须谨慎小心并将交流内容仅限制于基本信息；职业健康监察员需要牢记的另一点是，当劳动者是按产出获得报酬时，与他们的交谈哪怕只有很短的时间，也会减少其产量继而影响其收入。另外，有些操作存在危险，谈话会分散劳动者的注意力并引发事故。最后应注意的是，在某些环境下，如企业上司在场时，劳动者会感到局促，会因害怕惹麻烦而不说出自己的想法。

职业健康监察员通常有权甚至是在工作时间以外并规避企业管理者单独向劳动者询问。这种会谈的明智之处时常受到质疑，尤其是接到关于恶劣工作条件或违法行为的投诉或报告后开展的现场检查。面临这种情况的时候，职业健康监察员的谨慎、练达和判断能力更显弥足珍贵。

职业健康监察员与劳动者代表或工会组织代表的接触越容易，对工作就越有益。在一些国家，工会有专门的工业卫生和社会医学部门，与他们进行合作应当被视作职业健康监察员常规职责的组成部分。即使工会不设置这些部门，与工会进行接触也总是非常有益的，因为他们是劳动者在身体保护方面需求和愿望的自然代言人。

有时，如果劳动者或者其工会没有机会获得职业卫生和安全方面的充足经验或技术知识，或者出于经济原因，他们会更在意收入而非保持健康和身体上的享受。这正是职业健康监察员教育这些组织促使他们给予职业健康问题足够的关注的目标，使他们在和用人单位讨论，尤其谈判涉及这些问题的集体协议时能够有更好的知识准备。职业健康监察员开展这些活动，对各级工会组织及工厂自身都被证明是有益的。

14 职业健康监察员与工厂医务官、健康与安全部门接触

职业健康监察员与工厂的健康与安全委员会和工厂医务官（如企业中设有）保持联系十分重要。职业健康监察员能够从工厂的健康与安全委员会得到一些信息，如企业生产活动的情况、其会议讨论的议题、对每例劳动者的工伤或职业病的质询核查及已向管理层呈送的有关预防措施的提案。但是，职业健康监察员履行职责所需的主要信息主要还在工厂医务官手里，他们通常掌握企业全面的一手资料，这些资料不仅包括工厂内的医学问题，还涉及前述提及的较重要的社会、经济情况；医生比其他人更熟悉这些情况与各种生物现象之间的联系。

职业健康监察员离开后留下的追踪工作需要落实，如根据职业工种调整预防措施、教育劳动者并鼓励他们提出健康问题，让管理层持续得到保护劳动者健康所需的所有重要事项信息等。工厂医务官正是落实这些措施的最佳人选。

即使是为了弄清所关注的问题，职业健康监察员与工厂医务官这两位医生也大可不必在他们的一次具体谈话内容清单里列入太多的题目。有些内容可以随后在工厂医务官陪同职业健康监察员对工厂进行现场检查时再讨论，这种做法尤其适用于在做出了总结并提出了应当采取什么措施改善工作条件和保障劳动者健康后，职业健康监察员和工厂医务官还有继续交流的机会。

15 评估健康与安全条件

在论及监察的技术手段这个话题之前，也许有必要再次强调职业健康监察员在工作中所面临的大量具体、复杂且差异化的情况。这种差异化源自每个企业的工作性质、生产种类和企业规模的特殊性。从企业规模大小两个极端看，大型企业通常拥有非常多样化的不同工业操作岗位，各操作岗位之间分工完全独立，拥有技术团队开展技术监察；而当企业规模变小时，不同工作岗位会进行整合；而对于企业规模很小的企业，某个生产流程仅仅由一种操作完成，或者多种不同的

操作在同一工作场所开展，甚至常常由同一个人完成。因此，为了更好地描述监察工作最重要的方面和步骤，本书选择从需开展例行监察的中型工业企业入手分析，集中讨论开展监察应该采纳的基本原则，这样可以方便读者掌握监察方法，这些监察方法只要适当调整，就可以应用于大部分情况。

16 工 作 条 件

第一个实用原则是首先检查生产车间、生产场所和技术设施；然后是检查卫生设施、健康和福利服务；对后者，应优先检查医学服务。凡有可能，都应遵循这个原则。

还有一个就是对生产车间的现场检查应尽可能地依照生产工艺流程的次序进行。这个方法既能保证职业健康监察员了解生产过程的技术情况，还可以避免漏查一些重要的操作。这个原则在职业健康监察员即使对类似企业有检查经验时也适用，原因如前所述，由于地理位置、生产布局或其他环境等因素的差异，每个企业都有其自身特殊的技术问题。

因此，检查的顺序应从原材料进货点开始，沿仓库、配送中心、各车间供应链和生产过程的不同工序进行，最后收尾于仓储、包装和发货。在工作的每个环节都要检查环境条件、设备的使用情况和不同工种岗位的特点（操作方法、工作节奏、身体、精神和感官负荷等），并对可能会危及劳动者健康和安全的劳动条件逐一进行评估。

17 工作厂房建筑与环境因素

通常工作厂房的规划、布局和建造是按照工作的技术要求来完成的。需要注意的是：在项目设计阶段，人们有时会忘记厂房内除了有机器外还有劳动者，忘记劳动者每天都要花很多小时（有些人一生中的许多年）在该厂房内度过，忘记他们经常是在有害的工作环境或者精神紧张的状态下工作。

在判断工作厂房是否符合健康标准时，职业健康监察员还要考虑合理生产组织形式对厂房的要求，并确保环境条件舒适，尤其是在自然采光、通风、保持适宜的温度和隔声等方面。

保持工作厂房清洁和良好维护有助于消除事故隐患，保护劳动者健康，并有益于营造良好心理氛围。光线无论是来自自然还是人工均应合理分布，并符合现行光照度标准；注意预防眩光和减少眼睛疲劳，可通过减少整体照明与用于某些设备或操作的局部照明之间的反差来实现。工作场所的物理环境也会对劳动者的健康产生显著影响；职业健康监察员必须确保配备净化空气和消除污染的通风设备并保证这些设备不造成空气干燥和产生让劳动者感到不舒适的风；同样，温度和湿度也应该设定在有利于工作同时不会引起劳动者不舒适或产生健康危害的范围；另外，噪声和振动是另一个常常让劳动者感觉相当不舒服的刺激因素，职业健康监察员应确保其强度和物理特征控制在容许值以内。

如建筑物已建成，就难以对其不合理部分进行改造（在很多情况下完全不可能改造）。因此，为确保工厂厂房符合健康标准，职业健康监察员提出的修改完善要求或建议应在厂房建设计划批准（在一些国家属于劳动监察服务的职责）的初始阶段进行。应该承认，随着大量工业卫生技术的发展及其应用，在一些情况下，建筑物的结构缺陷现已能够得到纠正。然而，很多企业，特别是小企业，对高昂的成本和复杂的调整却无力承担。因此必须从项目建设开始阶段就采纳并应用合理的建筑方法。

职业健康监察员应始终关注这些影响工作环境健康的先决条件。这些是工业卫生的基础，因为它们对企业内绝大多数劳动者的健康和体力都会产生影响。预防特定毒物所产生的问题只在特定企业或特定操作工艺中才会涉及，显而易见的更加普通的（如采光或者高温）问题，虽然监察工作中都会遇到，但不幸的是，采取行动解决这些常见问题反而常常取决于个体和主观因素。

18　职业性有害因素

职业健康监察员的最重要任务之一是确保提供消除特定有害物质（如粉尘、气体、烟、蒸气）危害的防护措施，并检查以上防护措施的效果。这项任务具体涉及确定职业性有害因素的性质（这些有害因素可能存在于生产过程所使用或产生的大量不同物质中）、评价职业性有害因素的危险度（主要考量该物质的毒性、浓度及劳动者在工作中的接触时间与接触方式）和调查用于消除这些污染物的所有的方法、设施和设备。当以上保护设施和设备在工厂的生产操作中正处于运行状态时，会对上述调查带来很大困难。

在这个方面，职业健康监察员与技术监察员的密切合作非常重要，因为当这些技术监察员也是工业卫生专家、化学专家或者毒理学专家的时候，他们拥有相应领域的专业知识。在实际监察工作中，这些专家的作用因所发现问题的性质、机构职能、问题发展程度、监察工作法律职责等情况不同而有所不同。

通常通过两种方式对劳动者接触职业性有害因素的健康风险进行评价：

一是工作环境监测，应包括：①对可能危害劳动者健康的环境因素进行识别与评价；②对职业卫生学条件和工作组织中可能对劳动者产生健康风险的因素进行评价；③对群体与个人防护用品的评价；④使用可靠的、被普遍接受的监测方法，对劳动者接触的职业性有害因素水平进行评价；⑤对用于消除或减少职业接触的控制系统进行评价。

二是劳动者健康监护覆盖保护劳动者健康所需要的所有评价，包括医学体检和生物监测等，其检查的范围、内容和具体的操作条件由国家主管部门确定。劳动者健康监护可能包括：①劳动者被分配从事某项危及自己或他人健康工作前的健康评价；②劳动者在就业期间接触某种特定职业性有害因素的定期健康评价；③目的是确定影响健康的可能的职业原因、提出保护健康的适宜建议、确定劳动者是否适合从事该工作、是否需要重新分配工作并安排康复，对那些因健康原因长时间缺勤后又重新回到工作岗位时的劳动者的健康评价；④劳动者终止有害工作时和之后时间的健康评价，主要针对可能造成远期健康损害的职业性有害因素。

国际劳工组织对工作环境监测、劳动者健康监护和控制职业有害因素方面的政策已经充分体现在两个国际公约及其附属建议书中，即 1981 年的《国际劳工组织职业安全与卫生公约》（第 155 号）（ILO Occupational Safety and Health Convention，No. 155）及其建议书（第 164 号）（ILO Occupational Safety and Health Recommendation，No. 164）；和 1985 年的《国际劳工组织职业卫生设施公约》（第 161 号）（ILO Occupational Health Services Convention，No. 161）及其建议书（第 171 号）（ILO Occupational Health Services Recommendation，No. 171）。除评价劳动者健康及其工作条件的条款外，这些国际法规还呼吁成员国制定一项国家职业安全与健康的政策。第 155 号公约特别提出，应在国家和企业层面采取促进职业安全与健康的行动，并改善工作环境。为方便读者阅读，本工作文件将这四个职业安全健康国际法规的中文文本附在后面作为附录。

劳动者健康监护的实质是收集、分析和解读劳动者的健康数据，并采取适当方式公布其结果。健康数据具有敏感性，不适当或不准确地收集健康信息对劳动者个人而言将导致严重和持续性的后果。有些健康评价、测试和调查没有从职业卫生角度进行判断，可能未经授权侵犯了劳动者的个人隐私，致使其发现和结论可能会将歧视问题引入工作场所。因此，健康相关信息的收集、处理和使用必须处于完全可控的系统当中，以保护劳动者的隐私，确保健康监护不被用于歧视目的、不会以其他任何方式损害劳动者权益。正因如此，国际劳工组织通过和出版了《劳动者健康监护技术与伦理指南》(*Technical and Ethical Guidelines on Workers' Health Surveillance*)①，其第 4 章为健康相关数据的收集、处理和交流，第 5 章为健康相关资料的应用；具体内容如下。

《劳动者健康监护技术与伦理指南》"4 健康相关资料的收集、处理和交流"摘录如下：

4.1 工人个人资料的保护：国际劳工组织实用规程中所包括的基本原则应当应用于工人健康监护。工人健康资料的收集必须是为了正当的目的，必须和职业健康与安全的基本原则相一致，其最终目的应符合职业健康定义提出的目标，即加强对工人和公众健康和安全的保护。

4.2 健康监护只能加工处理对确定的目标有用的资料。必须对处理资料的技术加以注意，因为对这些技术没有适当的控制会导致资料的滥用和扩散。除有关隐私权和个人资料的一般规定和法规外，主管行政当局应当发布专门的条例管理以电子文件形式保存的有关健康和医疗的记录。

4.3 良好的健康监护的记录和文档对所有的健康监护系统都是至关重要的。卫生人员和职业健康专业人员应根据他们的专业知识判断力和伦理道德，对工人健康档案中和保护工人健康相关的信息作出贡献。提供职业健康服务的人员应当有权了解工人健康监护档案中与其应尽职责的相关信息。

4.4 工人个人医学资料的收集应该遵循医学资料的保密性和职业健康与安全的基本原则。

4.5 工人个人健康资料中受医学机密保护的部分，只能由受医学机密约束的有关人员保管。这方面的资料应该和其他资料分别保管，只有医学专业人员才能使用这些资料。

4.6 工人有权使用自己的健康资料和医疗档案。这种权力最好通过他们自己

---

① 译者注：该文件于 1998 年出版，http://www.ilo.org/wcmsp5/groups/public/---ed_protect/---protrav/---safework/documents/normativeinstrument/wcms_177384.pdf。

中文版本查阅网址：http://www.ilo.org/global/publications/ilo-bookstore/order-online/books/WCMS_146532/lang--en/index.htm。

选择的医学专业人员来实施。应特别注意危害资料准确与更新的因素。应该有措施使每个工人都能实施更正资料中任何错误信息的权力。

4.7 在整个健康监护过程中保密性必须得到尊重。个人健康档案和医疗记录必须由职业卫生和健康专业人员或职业卫生护士负责安全保管。档案保管条件和保存多长时间应该由国家法律或主管行政部门做出规定。

4.8 个人医学信息的交流必须根据有关医学保密性的条款进行。在信息交流之前必须通知工人本人。个人健康资料只有在得到本人知情同意的情况下才可以和第三方进行交流。

4.9 为了预防、保护和健康促进的目的，必须以适当的方式向雇主、工人和工人代表提供工人总的和群体的健康信息。这种资料的交流意味着提供资料一方与接收资料一方的相互作用。接收资料的一方要承担责任，如采取行动。

4.10 应特别注意表格的设计构思，其中可能包括了一些无关的问题但同时遗漏了一些重要的方面。有些要工人或职业卫生和健康人员填写的调查表与问卷可能不符合尊重个人隐私的基本标准。职业卫生和健康专业人员应仔细检查这些调查表和问卷的填写，必要时应努力使其得到修改。

4.11 卫生和健康专业人员对一个复杂的调查研究缺乏交流和解释是危险的，这一点不应被忽视。应努力将调查内容限制在职业健康所必需的范围内，并保证透明度，这样就可以建立一种对职业卫生和健康专业人员能力和业务判断能力信任的气氛，以保证他们能在保护工人健康和维护就业方面考虑提出切实可行的建议。

《劳动者健康监护技术与伦理指南》"5 健康相关资料的应用"摘录如下：

5.1 在工人健康监护工作中收集的工人健康资料应该被用来保护工人个体和群体的健康（生理、心理及社会活动的完美状态）。

5.2 当应用工人健康监护资料评价工人对某一特定工种或某类型的工作是否合适时，应该遵循以下原则：

（1）从职业卫生的监督去看，不能笼统地谈是否"适合"就业。"适合"的定义只能是就某一特定的工种或某一类型的工作而言。同样，没有绝对"不适合"就业的情况。

（2）"适合"反映一种特定工作要求和工人从事这种工作的能力两者之间的关系。因为这种工作及其工人的工作能力两方面都是在变化的，任何对"适合"的评定都具有时间概念，因此这种"适合"的评定只是针对某一特定时间的。

（3）在检查一个患者或伤残的人并评定他是否可以就业时应该谨慎。这里有两点应该特别注意：一是过高地估计了功能损失，从而使工人失去了从事可以从事工作的机会，二是过低地估计人克服劳动功能缺失的智能和意志及其在工作中产生的超越一般想象的满意结果的能力。

（4）适合性的评定应该综合适应能力、工效学、功能的康复等相互之间的关系。

5.3 适合性标准往往过于简单而达不到职业卫生实践的要求。在实践中，"适合"从事某一特点工种或工作最好是用"没有医学禁忌指征"这一术语表示，"不适合"从事某类工种、工作环境或暴露于有害物质最好用"医学上有暂时的或永久的禁忌指征"这一术语来表示。

5.4 从"适合"（劳动能力评定）到"调整"（改善工作条件，提高劳动能力）的转化意味着健康评价的结果也应该用来对工人或雇主提出建议，如采取什么样的措施解决所发现的问题，采取哪些生活方式可以减少工作相关的问题，使用适应于个体的保护器具，对雇主、管理者、工人代表、安全健康委员会提出改善工作环境或工作组织形式的建议，以适应工人生理和心理精神的需要。

5.5 当工人健康监护的结果表明，工人的健康状况和所从事的工作可能会对其他人造成危害时，作出关于是否合适做这种工作的决定有可能是比较困难的。必须把这种情况清楚地告诉工人，以便他能够采取补救措施。在存在特殊危害情况时，必须通知管理人员，以采取必要的措施确保其他人的健康。

5.6 当已经发现一个工人有职业病时，继续从事这种工作可能使其健康恶化，这时应从工人利益出发，采取适当的措施。首先要清除有害物质，改进作业环境和工作条件。然而，某些工作中职业危害可能是不可避免的，在这种情况下，将该工人暂时或永久调离这种有害作业和环境可能是唯一的解决办法。如可以给工人调换工作岗位时，必须考虑工人的健康状况，新调换的工作应不会妨碍或阻止工人的康复。

职业健康监察员的最常见任务是采集职业性有害因素的样品并对分析结果进行评价。因此，分析数据的正确性和结果的可靠性在很大程度上依靠采样时的精确和谨慎。完成这类任务时要求认真负责。

职业健康监察员在实施研究时必须牢记"应事先获取详细信息"的原则，这些信息应包括被监察的操作和工作场所类型、所使用的原材料、生产过程的特征等。职业健康监察员研究的重点时常是被气体、蒸气、粉尘或烟等污染的空气状态。研究开始时，可能会没有有关污染物本质的任何信息。因为很明显无法从总体上对所有污染因素进行调查，这就有必要进行初步排查以确定可能的污染原因，有选择性地开展调查检测。

应注意，在工作场所内的不同位置和不同时段，空气的成分并非一成不变，因此很难获得完全代表劳动者实际接触职业有害因素的样品。大多数瞬时或一小段时间内的采样，不能反映可能发生的浓度变化情况；而且，如果连续采样设备只能给出时间段平均浓度（数据），则在涉及高毒物质或污染程度不断变化的情况时就不能令人满意了。在这种情况下，建议对接触这些有害因素的劳动者开展生物学监测或医学检查。

尽管人们对目前广泛应用的实时显示检测仪器的精确度仍然有所保留，但其对职业健康监察员非常有用。实时显示检测仪器的分析结果能立即直接读取，监察员因此能够事先对环境情况充分了解，决定还需要采集什么样品，并在必要时将所需要的样品分送实验室进行分析①。

评价当前吸入性接触水平的采样，应该作为规则尽量将采样仪器放置于劳动者的呼吸带内进行。当劳动者因工作需要不停或者频繁移动时，采样问题就变得更为复杂，需要采用特殊设备才能解决。

有些国家，法律或集体劳动合同为接触某些职业性有害因素的劳动者提供特殊补贴。当用人单位和劳动者（或者代表劳动者的工会组织）出现争议时，职业健康监察员经常需要仲裁有涉及某一项有害因素的生产操作是否满足得到这种补贴的要求。这种裁决在实际应用时常常非常困难，因为一般的原则是要努力消除危害而不是对不良健康影响用赔偿代替，这样的裁决不仅与这个一般原则相背离，而且还会使人们趋向于阻止或者拖延预防措施的实施。

类似情况还可能发生在某些容许短时间工作或长时间休息的工作中。这些措施通过减少劳动者接触职业性有害因素的时间来预防健康危害，其有效性毋庸置疑，但必须指出的是，这可能导致用人单位和劳动者对采取其他消除或从源头上减少职业性有害因素的预防措施漠不关心。

当法律或更多的时候是源于集体劳动合同，要求用人单位为劳动者提供解毒性药物或者提供可能会有预防或生物依附保护作用的食物，以保护劳动者免受某些职业性有害因素的损害时，也会发生类似情况。尽管某些物质有一定的预防作用，如食盐对接触高温的劳动者，维生素对某些夜间作业者的视力适应性等。但是，要想让用人单位和劳动者相信直接保护性措施更有效，药物或食物不能取代这些保护措施而只能作为它们的辅助和补充，对于职业健康监察员来说并非总是易事。

---

① 至于最合适的检测设备，我们在这里不考虑使用综合自动检测设备，即在设定的时间段和不同位置同时采集大量样品的情况，职业健康监察员的工作通常不涉及这种复杂方法。

19 工 作 组 织

职业健康监察员的另一基本工作内容是评价工作组织对劳动者整体健康和身心舒畅方面的影响，确定其是否引起异常的疲劳及体力和精力的损失。职业健康监察员必须了解和评价的因素：工作岗位的布局，工具和设备对劳动者生理能力、工作节奏、能量消耗和感官疲劳的适应程度，对劳动者注意力集中程度的要求及其他工效学因素。尤其是在劳动法规定了限制性或保护性措施，但如何应用这些规定需要医学监察员根据工厂场所的具体状况来判断时，或者是法律上有对某些特定人群（如未成年人、女性劳动者、年长劳动者、残疾劳动者等）的保护标准或原则时，对工作组织开展总体评价就显得十分重要。需要强调的是，在劳动者和用人单位之间对总体工作条件的判断存在差别时，劳动者方或用人单位方常会申请开展这样的评价。

只有综合监察员的经验、对劳动者工作特点和环境条件方面各种主观与客观因素进行认真鉴别调查，监察员才有可能对工作组织情况做出切实的评价。监察员在评价中还要考虑一些起间接作用的其他因素，如员工过度离职率、劳动力不稳定、逐步清退年长劳动者后所致员工平均年龄的下降、高缺勤率、在极端情况下事故率上升、总体发病率或某种疾病发病率的增高等。这些问题在初次监察中不一定能被发现，但他们是揭示企业中发生异常状况的最重要指标；对存在这些问题的企业可能需要开展专门的调查，并对该企业保持长期持续性的观察。

当没有时间和手段开展一项全面的调查、只能完全依靠自己观察时，职业健康监察员应特别留意前述的那些因素，即不仅是那些反映个体和总体统计情况的因素（年龄、性别、工作年限等），还有那些与具体工作相关的因素（精力体力要求、工作姿势、工作时间、工间休息次数、休息时间等）、环境条件（工作场所的空气、噪声和采光等）、心理氛围（劳动者群体关系及与管理层、车间和岗位领导之间的关系）等；有时还需关注工厂之外的生活因素（从家里到单位的距离、交通困难、工厂之外的额外工作等）。

20 卫生设施与福利设施

正如前述,对企业的监察包括对劳动者卫生设施和福利设施的监察。众所周知,随着劳动立法的进步、劳动者意识的提高、用人单位社会责任感的增加,这些设施正不断地得到完善。用人单位越来越确信,把这些设施安排好、维护好是保护劳动者健康、建立管理层与劳动者良好关系的需要,进而能提高企业的生产率。

因此,重要的一点是职业健康监察员不应把卫生和福利设施当做微不足道或者次要的监察内容对待。

21 工伤与急救

如果可能,职业健康监察员参与工业事故的调查会有助于确定事故原因。这些调查时常都是很仓促并流于表面,局限于查找直接和显而易见的事故原因,如果要发现其真正原因,只能通过全面和深入的技术、医学和心理调查实现。

可惜的是,一个普遍存在的观点是事故的预防只是安全工程师或者技术人员的责任。现实中,这个问题往往涉及面更广、更复杂。首先,事故并不总是由机械或造成外伤的原因导致;实际上,对事故的法律界定在各国之间也不尽相同,有的甚至涵盖生理或生物因素,前提是它们要发生地比较剧烈(如中暑、感染或者紧张等)。此外,应注意的是,即使是单纯由于机械因素引起的事故,通过全面调查也可能会发现事故背后的复杂因果关系,发现人为因素在这个因果关系中几乎总是占据主导地位。

当然,很多因素都会影响个体面对危害时的行为,如主观因素(包括年龄、性别、培训、经验、智力、感知能力、性格、精神及心理气质与倾向)、环境因素(包括温度、光线、噪声、振动)、组织因素(包括工作节奏、工作时间、新技术及其他可能造成身体或者精神疲劳的因素);个人防护用品(如面罩、护目镜等)的效果;与工作间接相关的物质条件或社会心理因素(包括从家到单位的距离、不方便的交通设施、兼职工作、居家环境及社会环境)等。

列举这些因素本身提示我们,要想有效地预防事故发生,需要职业医生与安全工程师、心理学家之间的密切合作。职业医生在这方面能发挥重要作用；对于职业健康监察员来说，尽管他们的作用更有针对性、应急特点也更明显，但他们的经验、在工作中积累的丰富阅历及可能与类似企业相比，或许会对事故预防作出重要贡献。与类似企业相比对监察员尤其重要，这体现在两个方面：研究预防事故的方法和途径；就具体案例评价所采用的预防措施对安全的保障程度和效果。

在急救方面，如果法律没有具体规定，职业健康监察员也许能在急救的场所布局、所需医护与辅助人员、开放时间等方面提供指导咨询。一般来讲，厂里的急救点条件都很有限，除一些特殊职业危害需要紧急救助（如窒息或者烧伤）或那些在现场更容易提供处置的特殊情况（如对出现沉箱病的潜水员加压治疗）外，通常应将患者立即送到最近的公共急救站或医院。

当工厂里存在的只是常见职业性有害因素，采取的标准比较灵活时，应特别注意检查急救设施在具有特殊风险的车间里是否到位。

当不可能拥有全职医生时，急救设施的配备和护士的素质就显得很重要。众所周知，恰当及时的急救处理不仅对受伤人员的快速痊愈，还对其功能恢复和康复效果至关重要。因此，职业健康监察员必须认真检查职业伤害急救服务的组织管理与运行。

22　预防性健康体检

如工厂设有自己的医学服务机构，其通常职责是完成法律规定或集体协议要求的那些医学检查，如就业前体检、定期体检、对指定类别劳动者的体检和对从事特殊危险或苦累工作劳动者的健康监护。医学监察员的职责是确保这些医学检查的开展符合要求，需要时，也可以从疾病检测和预防方面为改善这些检查效果的方式、方法提出建议。

在一些国家，当地劳动监察机构自行开展某些医学检查，这些医学检查包括对未成年劳动者的医学检查，或依照法律要求对准备从事某些特定工作的劳动者进行的医学检查。

有时，法律未对职业健康服务做出相关规定，职业健康服务属于自愿性质，履行非官方要求的职责。在这种情况下，职业健康监察员虽然没有权力进行监察，但还是能够以同事身份，运用其专业知识对如何提高职业卫生服务水平提出有益的建议。

有时，将吸收毒物或中毒后出现的临床症状或生物征兆与生产产品或空气中的气体、粉尘和烟雾的检测结果进行比较分析，也可能在技术原因还不明显时就能发现造成问题发生的职业性有害因素。

对劳动者的健康状况进行全面体检，不仅可以使心细的检查者发现工作因素直接导致的病变，也就是严格意义上的职业病，还可以发现导致疾病的其他因素，即那些不局限于工作，或与劳动者生活的特定社会环境里的无法明确区分的因素。

由于存在大量的难以界定的病例，职业病与非职业病的认定经常需要裁定。劳动者身处的工作条件，尤其是工作环境、工作组织安排方式等，对劳动者的生理和心理健康可能产生非特定效应，即除了致病因子不同，引起的病理变化无法区分。

23　特殊类型的劳动者

如前所述，有些劳动者机体抵抗能力较低，或者接触特定的职业性有害因素，这类人需要更加密切的医学监察。

23.1　未成年劳动者

未成年劳动者处于生理发育阶段，不适当工作所产生的负面健康效应会对他们的生理和精神状态产生严重危害，有时甚至对其随后的发育及未来产生持续影响。无论法律是否要求，如果是做认证能否胜任工作的体检，负责检查的医生一定要对这个未成年人将要从事的工作有充分了解。检查时不仅需要考虑总的身体状况，还要考虑工作对未成年人心理和生理能力的要求。

23.2　女性劳动者

依据各国法律或政治体制和习俗的不同，对女性劳动者的职业健康监察也不尽相同。大体上说，针对女性劳动者的条款要么是和未成年劳动者相同，这是因为假定女性机体对工业毒物更加敏感；要么与男性同等看待，而只对接触特定职业性有害因素的女性劳动者实施有针对性的职业健康监察。

然而很难否认,女性劳动者对一些有害因素的抵抗力更弱(如强体力劳动等),也更易吸收某些毒物。再者,在检查女性劳动者的工作与有关方面时,必须考虑一些特定的生理状况如怀孕、经期等,这种状况可能会在劳动过程中降低抵抗力。还有一些其他的众所周知的例子,如化学物质中的苯、铅等和物理因素中的电离辐射等会对怀孕的女性及其胎儿产生危害。

无论法律上对女性如何规定,在女性占多数的行业(如纺织工业)和男女混合的行业,职业健康监察员要特别注意女性从事的工作,要特别关注她们的工作条件、卫生设施和福利设施。

在一些国家,对全部或主要由女性组成的企业的监察,比较理想的是由女性监察员负责。这样的安排主要考虑监察的心理方面或者是国家的习俗,但不能在法律方面或对监察效果有不良影响。如果职业健康监察机构有聘用的女性职业健康监察员,则安排她们去监察女性劳动者较多的企业似乎更为妥当。

23.3　年长劳动者

人均期望寿命的增加及利用全部可用劳动力资源以提升生产力水平的需求,使得年长劳动者的数量不断增加。当评价职业性有害因素对企业劳动者的影响时,职业健康监察员应能够考量年长劳动者的特点,如年长劳动者的行为与事故的联系,从积极和消极两方面的总体特征来评价。积极方面包括年长劳动者谨慎、经验丰富、遵守规定等。消极方面包括他们的灵敏性和灵巧性降低、心理和精神过程迟钝、反应时间延长等;他们的发病,尤其是慢性病休假的特点;他们在适应新的工作方法和新技术方面存在的困难等。

23.4　残疾劳动者

残疾劳动者在康复中可能会出现生理、心理和职业上的困难。特别是当缺乏令人满意的康复设施时,在企业生产流程中为残疾劳动者寻找到合适的工作岗位并不总是易事。

当对残疾劳动者的身体状况能否适应工作出现争议或提出申诉时,可能会请职业健康监察员来裁定。这对职业健康监察员常常是一个难题,可能涉及严重责任问题,监察员不仅要考虑残疾劳动者可能接触的职业性有害因素,还应考虑如果残疾劳动者身体状况不适合工作，可能会对其工友带来的风险。在某些情况下，让残疾劳动者适应集体工作时也会产生问题（工作时间、按产出计酬、某些活动受限制等），这些问题会因工友的心理反应等因素而变得复杂，从而导致工友间的关系紧张。

即使不要求职业健康监察员处理这些难题或裁定相关申诉，甚至他们的工作本身并不需要直接关注残疾劳动者的康复情况，但职业健康监察员也不应忽视这些问题，尤其在监察残疾劳动者数量相对较大的企业（特别是福利工厂）更是如此。这里再次强调，在任何情况下职业健康监察员都应与负责康复的社会保障机构、就业服务机构和职业健康服务机构紧密合作，因为这些机构在密切观察残疾劳动者的工作适应性方面都处于更好的位置。

23.5　接触特殊职业性有害因素的劳动者

在开展医学监察时，应特别注意那些接触特殊职业性有害因素的劳动者，尤其是在接触剧毒或有严重危害的物质、生物性有害因素，或者群体和个体防护设施效果不足等情况下。有许多国家在法规中列出了不健康工作或危险工作的清单，而在另一些国家，对不健康或危险工作只是笼统地做了界定，职业健康监察员的任务是识别这些工作，并找到消除其危害的方法和工具。

职业健康监察员要对一家企业特有的职业性有害因素的性质和范围进行足够准确的评价并非总是易事。因此，仔细检查工作场所和设备以发现不健康的工作条件和产生职业性危害的具体原因，可以和不健康条件可能已对劳动者造成健康影响的调查结合起来进行。

职业病报告通常是职业健康机构或保险机构的法定义务。对职业病赔偿有一套法律体系，尽管他们的职业病报告的价值可能会受到类似因素的影响而有所降低，但这些报告对于职业健康监察员仍十分重要。负责职业病赔偿的法律经常从不同角度对劳动者的保护做出具体限定，如接触该种职业性有害因素的期限，对该病赔偿的最长期限或只认可法定的接触的特定职业性有害因素的特定工种等。而且，在某些国家，只有当劳动者的症状符合特定的病征并被认定为职业病时，才有权获得职业病赔偿；如果不符合，则不予认定为职业病。

对职业病的病理学临床表现在法律上予以规范的做法，无疑促进了职业卫生机构对职业病的报告工作，也使其更加可靠。当法律没有具体规定职业病的病理学临床表现，甚至没有给出（职业病）的目录，或者把职业病放在一个覆盖所有疾病的开放体系时，职业健康机构就会面临更大的不确定性。什么时候应向监察员报告职业病——是在确诊后才去报告，还是在出现了职业病的某个表征后就可以报告?应该如何证明非源于特定有毒物质，而由不良的环境条件、不合理的工作组织或生理或心理疲劳所致的那些疾病是由职业造成的?

当职业病赔偿体系已经确立，职业卫生机构通常会倾向于将临界病例纳入他们的报告中。这样的做法不仅避免了漏报带来的不良后果，还保护了劳动者的利益，并使他们获得赔偿的权利不受侵害。

职业健康监察员应仔细考量上述种种因素，因为他们有可能会影响职业病发病率统计的可靠性，给评价一个企业实际存在的职业危害的程度带来困难，还会导致在与其他企业进行数据比较时结果失真。而实际上这种比较有时候对找到职业危害的根源和预防职业危害至关重要。

工业技术的快速发展促使新物质不断被应用，新物质如果有毒，可能导致一些比较难以诊断的疾病病理学改变。对工厂劳动者的总体发病率进行详尽的统计和分析，可能会有助于揭示这些新物质的危害性质。这类分析有可能揭示某些病变的异常发生率、发现这类病变局限在某特定劳动者群体中或指向特定有毒物质。查明、确认危害的结果常常需要进行实验才可实现。职业健康监察员对使用类似物质的其他企业进行比较，会对研究职业病发病原因很有帮助。

23.6 流动劳动者

当涉及流动劳动者时，职业健康机构与职业健康监察员都面临特殊的问题。

国家社会经济的发展必然带来人员内部流动，越来越多传统上从事农业活动的劳动者被从事复杂工业生产的企业所雇用。人口流动也会发生在国家之间，一个国家的经济状况不好可能会很快通过劳动力流动对另一个国家的劳动力市场造成影响。

职业健康监察员的主要职责尽管通常局限于那些特定的职业健康方面，但是有时他们也需要间接涉及一些其他的公共卫生问题。例如，为劳动者计划和建造临时住所，以及由此产生涉及城镇规划的学校、供应中心、医疗中心、福利设施等。这些其他方面的问题非常复杂，有时也会请职业健康监察员参加帮助解决这些问题。

流动劳动者群体中存在的语言、习俗、社会习惯和资质等方面的差异，可能需要职业健康监察员的关注。例如，职业健康监察员需要关注高发病率和高事故率，以找出其直接或间接的原因。原因可能是就业前培训的过程中，语言困难妨碍了劳动者理解健康与安全方面的知识、信号和命令；或者劳动者在心理上难以适应与家乡不同的新社会和工作环境。后者或许可以解释那些习惯于单干或小集体劳作的流动劳动者为何很难调整自身以适应集体生活和企业的纪律。

对于有些问题，职业健康监察员可能经历过相似情况，他们的建议就可以使问题就地解决。对于解决其他问题，职业健康监察员就需要有能力去接触那些处理社会问题的国家和国际机构。这些机构通常聘有专家研究社会环境对健康产生的各种影响。还有一些情况，若对其采取适当行动，职业健康监察员须得到法律授权。

季节性劳动者对于一些行业的活动（如农业活动）很重要。他们自己特殊的问题，他们的福利、安全和健康等都应尽可能纳入到职业健康监察员的直接监察中。职业健康监察员应积极参与相关规定（如住房、工时等）的制定，特别要关注事故预防。举例来说，职业健康监察员应该运用他们的影响力来确保在劳动者没有被充分告知涉及的危险、处理危险的方法和使用必要措施保护自己之前，不接触有毒产品。应谨记，在许多情况下，让机器适应人的原则在农业和工业中同等重要。

24 职业健康监察员与职业健康机构

职业健康监察员应密切关注职业健康机构的总体组织与活动。由于各国立法和国情不同，职业健康机构的职能在不同国家有所差异，职业健康监察员应首先了解法律明确规定的那些职能的履行情况。然而当职业健康机构是企业自愿建立时，其职能差别会很大，对它们的监察会更复杂些。一方面，这些职业健康机构的工作可能是法律要求用人单位履行的职责，如急救、就业前和定期医学检查、对某些劳动者群体进行监督等；另一方面，他们的职责还会扩展到与促进、保护劳动者健康和福利相关的其他方面，如在 1981 年的《职业安全与卫生公约》（第155 号）及其建议书（第 164 号）、1985 年的《职业卫生设施公约》（第 161 号）及其建议书（第 171 号）等国际法规里定义的那些职责。职业卫生机构开展活动的最终目的是确保工作、环境条件适应于劳动者，劳动者适应于其工作，因而十分重要。可以说在某些方面他们所开展的工作可能是职业健康监察员工作的补充。并不是所有地方的法律都对职业健康专业人员的地位与职责做出了明确规定。

就此而言，职业健康监察员可本着完全合作的精神，帮助职业卫生和健康专业人员维护其专业的独立性。职业健康监察员应当认识到，在探寻保护劳动者健康的最适宜方式和最佳方法的过程中，职业健康专业人员是其不可或缺的合作伙伴，也是具体实施其决定的最佳人选。

因此，职业健康监察员应认识到，除非监察中发现了严重问题并需要其自身采取有效改进措施，职业健康监察员对职业健康机构的观察判断及他对用人单位做出的提高监察有效性的指示或建议，应以不损害职业健康服务的专业能力或专业独立性的方式进行。出于前述的种种理由，当职业健康监察员对工作场所进行现场检查和对工厂进行健康监察时，职业健康专业人员陪同参加监察员的工作总是有利的。

25 特 例

25.1 小型企业

为了方便说明问题，前面描述的监察方法主要针对大中型工业企业，然而众所周知，小型企业的数量在各个国家都占到绝大多数。

尽管针对小型企业的监察方法原则上与针对大中型企业的相同，但企业的规模、工厂和设备的复杂性及劳动者生产操作的类型将会影响实施监察的方式和检查的性质。

在小型企业，监察员可能会或多或少发现一些与安全设备、健康与卫生学、职业健康监护等方面相关的缺陷。这类企业的车间小、设备和工艺也不那么复杂，对其监察表面看似乎需要花费的时间较少，实际上对它们的检查可能需要更加认真仔细。这类企业中的职业性有害因素实际上可能更为严重。他们在引入技术防护设备方面遇到的实际障碍可能更大。其原因有很多，设计和操作成本高是其中之一。应对这些情况，职业健康监察员的建议和说服常常会特别有用，因为在技术监察员的协助下，职业健康监察员能为设计和引进所需的保护设备提供必要的信息。

在小型企业中，通常不设置医务设施或没有健康和安全委员会；用人单位忙于管理企业运营，常常无暇或没有能力应对劳动者健康教育，或者存在确保保护措施和安全设施正确使用这些方面的问题。此时，职业健康监察员就特别需要将自己作为咨询者和教育者，向用人单位和劳动者解释法规针对的具体对象，帮助他们了解车间里存在的职业性有害因素，建议他们采取适当的健康和安全措施，鼓励他们寻求国家或当地负责职业性有害因素预防的教育和情报机构的支持、帮助。监察员可以帮助企业联络这些机构。

如前所述，在小型企业中，普遍存在对健康问题比较淡漠、对技术性保护措施比较抵触的情况。另外，随着化学品在工业中的广泛使用，小型企业甚至是手工作坊中使用的化学品数量也在不断增加。这也解释了几乎在各地都能看到的事实，即大量的职业中毒并非发生在那些生产或制备这些产品的企业，也不在大量使用这些产品的大企业里，而是发生在用人单位和劳动者通常都对其所用化学品的职业性有害因素毫无所知的小型企业中。

25.2　农业企业

农业面临的问题也很相似：随着机械化程度的不断提高，化肥、杀虫剂、除草剂、保鲜剂等越来越多地被应用，这给职业健康监察带来了非常复杂的问题。

与小型企业相比，检查农业劳动健康和卫生条件，并确保职业卫生的基本原则在农业生产中得到应用是一项更加困难的任务。其原因很多，包括农业企业在地理上的分散，劳动者个人需要完成的工作任务众多，室外条件变化不定，职业健康、农业医学和卫生学之间难以划清的界限，以及常见的保护农业劳动者的明确法律规定缺失等。此外，还有一些其他因素，如农业地区的职业危害保护措施的效果有限，有效培训和教育实施中的障碍，适宜保护措施面临应用中的难题，女性、未成年、童工和老年劳动者从事的常常是不适合他们的工作等。

因此，职业健康监察员在农业领域的监察工作，不论方式还是范围都不可避免地有所不同。对农业的监察，同样要求职业健康监察员与现有的负责推进预防理念和标准的机构，特别是当地的初级卫生保健机构，以及与所有应对农业劳动问题的机构密切合作。由于对农业的医学监察很宽泛和复杂，合作的模式也应无所拘泥。

25.3　矿山

对矿山的监察可能存在其特殊之处，不过监察使用的方法与前述针对大多数工业企业的方法没有根本区别。检查矿山时应该牢记的是，似乎所有能影响劳动者健康和体质的职业性有害因素都存在。例如，疲劳、长时间工作、重体力劳动和不良的工作姿势；由于空气中的气体、粉尘、烟及采光不足、过度噪声而造成的有害环境；大量的事故风险。

另外，这些环境因素可能会损害劳动者的精神状态。矿工工作的环境不舒适，高度危险，几乎与世隔离，且他们还时时刻刻要对自己和工友的安全负责。上面谈到的那些环境因素往往加剧了矿工的精神紧张程度；同时，实施按产量付酬的激励机制，也常会引诱矿工忽视那些可能会降低产量的预防性措施。

职业健康监察员必须对所有这些因素进行详细的检查，对它们不仅要单独评估，还需要评估它们相互之间的关联。例如，在评价粉尘浓度时，不能不考虑空气中氧含量的下降程度，以及重体力劳动产生的呼吸急促时可能引起的吸入粉尘量增加。再如，在评价有毒气体容许浓度时必须考虑空气中的氧含量，同时也不能忽略空气中的其他有害气体和污染物。

与工厂相比，矿山的另一个特殊性在于其工作的变化性。在工厂内工作时，劳动者的操作和这些操作所处的环境相对稳定，而在矿山中，工作和工作环境随着工作的推进而不断变化，一个工作面被关闭，另一个新的工作面又被开掘。因此，健康和安全的预防性措施必须紧跟其操作的进程。尽管这些预防性措施的实施并非职业健康监察员的工作，但显然职业健康监察员有责任检查措施是否有效，或与技术监察员合作以保证其符合法律标准的要求。当相关法律还没有做出具体规定，或像常常见到的法律授予监察员行使规定的酌处权时，就特别要求职业健康监察员要接受足够的职业培训，要求他们正确和负责任地履行职责。忽略评价通风系统效果的行为对多数工业企业是一个简单的渎职问题，但在矿山内却可能会酿成灾难。

25.4 新建工厂

在劳动监察机构负有审核新建工厂职责的国家，职业健康监察员发挥着重要的作用。在设计阶段进行审查，对设计方案做出一些改动通常较为容易和经济；在后面阶段实施更改，即使有这种可能性，但实施起来会更加昂贵且常常效果不理想；还有一个问题，就是会耽搁生产进程。

针对此情况，职业健康监察员可以发挥有价值的咨询作用，尤其是对没有合格安全与卫生人员的小型企业更有价值，这些小型企业通常不愿意咨询外部专家，并会忽略所有与生产流程不直接相关的因素。

职业健康监察员可以在一定程度上弥补小型企业在这方面的不足。在计划建造小型企业时，他们可以向用人单位提供所需相关方面的技术信息、建议和指导。职业健康监察员与安全监察员、职业健康专家的合作很有必要，一些国家甚至有法律规定，要求他们一起审查新建工厂的计划。审查时必须考虑对健康与安全产生直接和间接影响的因素。在审查的第一阶段，应从运货手段、邻近居民区和土地特质等相关角度研究企业的选址；然后，检查建筑物的布局及其特征（如屋顶的构造、墙壁、地面、隙孔和过道等），因为这些特征都会对健康造成影响，尤其是通过影响温度进而影响健康。此外，应根据通风和安全的要求（机器的安放位置、劳动者的自由活动空间、移动仪器的需要、火灾危险等）来仔细考虑工作场所的容量和面积。

审查计划会看到企业常常为了节省建筑成本、便于管理和不间断或大规模的生产需要，几乎不对工作分区；这样做同将有害和无害作业分开的要求相违背，调和这两种情况十分困难，有时甚至不可能做到。这个问题需要仔细研究，采取行动时要考虑到在如此大面积工作区域都保持令人满意的温度和通风的难度。在使用地下和半地下作为工作场所时，还会产生其他复杂的问题。

想要对保护劳动者免除粉尘、气体、蒸气、烟等危害的措施的效果进行比较准确地评价，一般来说需要充分收集有关污染物的信息，如粉尘的产生量、颗粒的直径，释放污染物的性质、重量及其温度，以及与大气温度相比的情况，污染物是否持续排放，不同的污染物是同时还是相继排放等。

在某些情况下，这些有害因素的产生和运转不能被进行准确的预测。这种情况下，明智的做法是不对工厂的通风或者空气清洁做出死板的技术要求。职业健康监察员应要求使用试验性设备，以便在最后批准前保留对这些防护措施的效果进行检查的权力。

应特别注意作为原材料、半成品或最终产品的有害物质的使用情况，尤其是当这些物质比较新，对其特征还不完全清楚的时候。已有文献研究指出，每年工业生产上所使用的或者所生产的清单上都会新增大量的新物质，特别是当未作任何关于新物质毒性特征的前期实验研究，就要求职业医生评估他们的危害，并提出相应的保护措施建议时，确实会令其勉为其难。对待这种情况，需要特别谨慎。尽管职业健康监察员不能提出具体的预防措施建议，他还是应该与该工厂医务官合作，通过经常性地检查、密切注意所涉及的生产过程。职业健康监察员应确保接触这些有害物质的劳动者处于充分的职业健康监护之下。

如果这种物质已经被其他企业生产或使用，职业健康监察员应该直接或通过当地监察员得到现有经验的资料，并注意从专业出版物中收集可用的信息。

应当注意的是，即使对有些物质在使用时所产生的职业危害已经有所了解，但由于新工厂刚刚投产时生产效率往往达不到定额、生产过程时常需要不断试验、劳动者还未获得充分经验、连续操作的顺序或者时间还未完全令人满意，这些物质在新工厂使用时产生的危害可能会特别严重。工厂正式投产前，在试点工厂或车间先进行新技术或新工艺的试验，能够为职业健康监察员和所有技术人员提供有关潜在职业性有害因素的有价值信息及对其最好的处理方法。

对工厂建设方案进行前期审查可能还涉及劳动保护的其他方面，如劳动者的工作组织、医学服务和急救服务、卫生设施及福利设施等。

25.5　对邻近地区有危险或有毒的工厂

企业使用有害物质引起的破坏或损害（污水排放、有害气体或粉尘污染对空气的污染、噪声、异味等），不仅给自身带来问题，也给所处的周边地区带来问题。因此，企业使用有害物质所产生的问题不仅关乎职业健康服务机构，也关乎公共卫生管理部门。

即使职业健康监察员与公共卫生管理部门没有直接接触，公共卫生管理部门负责的管理领域也与劳动监察部门负责的领域不相关，职业健康监察员在对新工厂实施初步审查或对已建企业进行监察时，不要忘记关注这些企业对邻近地区可能带来的危害或破坏，并应努力解决这些问题，或者报告有关主管当局。

与其他公共机构合作，从管理角度来讲是比较理想的做法。这种合作可以使那些对于在企业内外都会造成有害效应的物质的控制行动更加有效。另外，一些具体工业中的健康与卫生学问题，如饮用水供应、传染病的预防、污水和废物的处理等，单靠工厂内部的行动是不够的。

26　监察后应采取的整改措施

职业健康监察员离开工厂前所进行的最后讨论至关重要，职业健康监察员应与管理层及劳动者代表一起讨论此次检查中发现的重点问题，对需要立即采取纠正措施的应当即提出要求。最糟糕的情况是，工厂经理或用人单位检查结束时感觉工厂一切良好，过后却收到评论指出有缺陷。

检查后要写报告，将报告送达工厂的业主或经理并抄送首席监察员；职业健康监察员应对工厂及检查日期登记在册。

报告应指出发现的问题，对问题严重程度做出评估，指出如果缺陷不进行整改的后果，责令预防性措施必须在指定的合理期限内实施等。

不过，在决定要求或责令企业采取具体保护性措施，尤其是涉及大规模使用复杂设备时，职业健康监察员需要具备责任感，对情况充分掌握，对形势做明智且平衡的评估。最适当的措施是包含能够兼顾生产、容易实施和成本限制这三个重要因素的措施。最后一个因素即成本限制，在劳动者的健康受到危害时虽不能作为唯一决定因素，但也不能完全忽略。工厂防护设备的成本不仅包括设计、施工、操作和维护的费用，还包括这些设备对工厂生产过程顺利进行的影响、安装这些设备可能引起的停工成本、对员工正确操作所需的培训费用等。

解决职业健康问题有多种途径，最常见的选择是安装群体防护设备和使用个人防护用品。可以肯定的是前者的效果几乎总是优于后者，群体防护设施是理想的解决办法，因为这些设施不受劳动者个人意愿和个人主动性的制约，对劳动者没有实际要求，并能保证持续的防护作用。然而，如果危害的性质相对较轻，出现的时间很短且间隔很长一段时间才会出现，在这些情况下，危害的实际本质就不能成为装备昂贵的、安装和操作都比较复杂的群体防护设备的正当理由了。

解决这类比较棘手的问题，对职业健康监察员来说，是展示其专业能力、经验、责任感、综合判断力和对劳动者实际需求了解程度等方面素质的机会。尽管这些素质对监察的各个方面都有价值，但在执法和在职业健康监察员采取主动行动，如报告企业管理层不遵守法律规定的情况时，它们（这些素质）却是必需的。显而易见，职业健康监察员在行使这种权力时需要最大程度的克制和非常清晰的决断能力。

27 附带活动

通过以上对监察方法、技能的描述可以发现，现场监察、咨询专家、直接或间接参与调查研究并不是职业健康监察员的所有工作内容。职业健康监察员还有一些尽管不那么明显、频繁但也相当重要的任务。

27.1 调查

对工厂进行调查是职业健康监察员重要的职能之一。这些调查可以作为例行监察、现场检查或接到异常情况上报后做出反应的一部分。这里说的异常情况是指发生了一例或多例职业病、投诉工作条件、向劳动者提供职业健康服务出现了问题等情况。当需要研究某些综合性问题，如一个特定因素的危害程度、企业职业健康和职业健康辅助活动的实际情况、疾病引起的缺勤情况、未成年劳动者的健康状况或新工作方式造成的影响时，监察员有时须跳出工厂的范围，从地区甚至全国的高度进行考虑。列出来这些题目仅仅是想说明若要收集所有的必须获得的信息需要花费相当多的时间。有时信息采集后还需要核对，如果企业发生变化，需要收集的信息也要变化。

调查可由职业健康监察员单独进行，也可与劳动监察员或劳动监察部门的技术专家联合进行。调查的方式取决于法律对不同机构的授权、需要收集信息的性质及调查实施的环境。无论调查的对象是什么，由于调查工作不可避免的复杂本质，调查必须按先前准备好的计划开展。这是确保关键信息不被遗漏，易于得出结论，并且使类似调查报告能用于随后分析的最佳做法。对于与例行监察一同进行的调查，借助电脑事先将所有欲获得信息列出来，并根据分析的需要将其分类是一种理想的做法。

如果一个国家的监察机构按地区进行设置，则与例行监察联系在一起的调查最好使用标准化的表格。建议在全面使用之前最好选一个地区先进行测试。根据主题和整体情况，确定表格内容条目的数量，应选择便于编码的条目。

以调查职业病为例，因为其调查形式在所有国家都基本一致，内容至少应包含以下信息：

· 检查的日期和调查的目的。

· 企业名称和地址、所生产的产品类型和员工数量。

· 劳动者的姓名、性别、年龄、就业日期、目前工作岗位、所使用的有害物质（如可能提供使用量）、工作中接触有害因素起始日期、接触年限、初次症状出现日期、疾病史、现有症状、诊断结果、伤残的可能年限。

· 以前记录的同类职业病病例、所采取的预防措施、职业健康监督。

· 结论。

对具体问题开展一般性询问时，表格的设计必须紧扣目的。用于调查新危害的问卷需要特别仔细的计划，因为调查对企业可能产生费用，需要一定实验室的研究，在一次现场调查的过程中尽可能收集检测所需的所有信息。收集信息最有成效的途径往往是在调查过程中发现的，因此，开展预调查为正式调查打基础是个好办法。

调查的总体计划非常重要，可以使用一些表格，如打印的问卷或提供各企业总体数据的报表。无论表格的形式如何，调查表应设计得易于填写、分类和理解；尽管调查报告不会将收集到的所有信息或数据全部进行呈现，但调查表是调查报告的基础。报告的内容很大程度上取决于报告发给的对象（个人或者管理当局），对象的不同将决定报告中职业健康或技术信息所占篇幅的多寡。

一份调查报告必须包括依据法律、科学和职业健康分析而得出的结论。结论可能涉及一个企业、一个雇员或一个第三方。结论应尽可能客观、文字清晰。有时，由于需要等待实验室结果或需要实施进一步调查核查，不能马上做出结论。然而，如果有临时性的结论，即使它们是仅供调查人员自己使用，也最好记录在案。

调查过程中采用一些一般意向性的姿态可能会有用。一旦有需要调查的事实上报，就应马上组织特别调查，不管以什么形式。

在调查中去看所有应该看到的东西并非易事，企业不同员工的预期合作程度差异巨大。当调查职业病时，建议最好沿着材料或原料的使用和物质的生产路径进行追踪，如对产品废物清理过程的追踪，应直到它们离开厂区的边界线。

27.2　统计

按照《劳动监察公约》（第 81 号）第 14 条的规定，工业事故或者职业病的发生情况应"按照国家法律或条例规定的情况和方式"向劳动监察机关报告。这类报告可以直接由发生事故或职业病的企业、出具（事故或职业病）证明的医生、负责保险和赔偿的机构、劳动部门负责工业事故的机构或其他主管机构做出。无论国家法律规定的程序如何，职业病统计数据的收集和汇总通常交予职业健康监察机构负责。这些数据非常重要，是珍贵的档案资料。对职业事故和职业病的调查在核实每一个职业病病例，或者至少是对最重要的或诊断上仍模糊不清的职业病案例的核实方面很有价值；对职业病发病情况的相关统计学数据的收集和解释能够提供大量的全局信息，这些信息有利于监察员的工作。

收集这些数据可以帮助发现工业生产操作中存在的危害或者确定其严重程度，有助于与类似企业或生产操作的危害程度进行比较，为厂医和其他医务人员提供有价值的指征，帮助核实企业采取预防措施的有效性，完善关于尚未完全弄清的危害或者很可能产生有害影响的新工艺的相关信息。

此外，在那些由劳动监察部门负责监管社会保险项目实施的国家，特别是在负责监管涉及职业事故和职业病的保险项目时，尤其是对保险缴费水平有影响力时，全面地了解上述因素能使用人单位缴纳的保险费更加公平。

职业健康监察机构是把这些统计数据用于信息的量化表述，还是用于对具体问题进行研究，或是用于判断哪些数据最有用，在技术层面都没有问题。不过，还是有一些基本原则值得强调。

尽管一般而言能够获得年龄、工作起止日期等具体数据，但确定实际接触某种有毒物质的准确时间期限却是非常困难的，有时甚至连职业性有害因素的确切性质也难以查明。同样的职业危害因素，造成危害的严重程度从微量吸收到致命中毒差别很大，因此同一个职业伤害的报告方式有时也会有一些不确定性。一个最常见的目标是确定某种健康损害相对于某种具体工作操作的发生频率，然而确定这两者之间的关联在绝大多数情况下都极为困难，因为精确确定有多少人真正接触了职业性有害因素是非常难的。

实施实验室检测尤其是生物学检测时，应认识到一个事实，即这种测试相对来讲有测量精度的问题，因此需要打出一定误差余量。这也就是说，只有得到了一系列相同的结果后才能去做结论，这样的结论才有效力用于统计学目的。

上面几个例子提示我们，对基础材料应非常仔细地检查，在汇总不同企业、不同人员收集的信息时应特别小心谨慎。

当收集的信息包含数据时，对具体问题的研究必须请熟悉统计的专家进行协助，以确定调查的设计、基础观察的数值与性质及解释结果的方法。

对于职业健康监察机构有价值的统计数据通常包括：

· 劳动力按年龄、性别在不同职业中的分布，在不同规模企业中的分布。

· 按原因、身体受伤部位、伤害发生时间（月、日、时刻及受伤害个人工作的小时数）进行统计的工业事故发生情况。

· 按职业、原因、临床表现、接触期限统计的职业病情况。

· 按残疾程度和从事的职业统计的残疾人就业情况。

· 按职业和工种发病率、死亡率统计的数据（该统计最有用但很少有这样的统计汇总材料）。

· 职业健康机构的数量和活动情况。

·职业医生的数量。

所有这些因素不仅应每年都进行分析，还需要比较它们在一定时间段里的变化情况。

在一些国家，尤其是发展中国家，收集和整理上述所有数据会遇到一定的困难。因此，各国应根据它们的经济社会结构、立法、技术与管理等方面的发展程度选择相关的统计内容。在这方面，国际劳工组织的《职业事故与职业病的记录和报告实用规程》（ILO Code of Practice on Recording and Notification of Occupational Accidents and Diseases）和《劳动者健康监护的技术与伦理指南》（ILO Technical and Ethical Guidelines for Workers' Health Surveillance）提供了重要而实用的指导原则。

27.3 专著

专著是完全不同于统计的另一个工作，因为有时需要运用专著将针对某一议题的所有可靠信息汇集在一起。专著适用于按行业或职业进行描述。撰写专著需要遵循一个标准化方案，以确保对不同职业的描述具有可比性。

撰写专著可能会涉及下列内容：

·定义和分级分类。

·基本特征：操作，所使用的材料、工具和机械，环境条件和产品等方面的特征。

·能源消耗情况。

·对比较常见的工业事故与职业病研究情况。

·从职业健康角度，适合与不适合某种职业的人员类别。

·员工的数量、年龄和性别。

·可能的职业变化。

这类专著可作为职业指南的参考资料。

同样地，专著也可用于描述一种职业病、一种化学产品或一种卫生设施。

经验显示，专著这种文件对使用者有很大的帮助。专著可用于制定针对使用某种物质的操作规范、安全制度与建议。尽管职业健康监察机构常常合作起草专著，并且职业健康监察机构在主动提议撰写专著方面也有自己的优势，但这些专著通常不由职业健康监察机构出版。如果职业健康监察机构负责专著的起草，并期望专著内容准确，他们就必须获得所必需的技术支持。

27.4　报告

　　显然，地方职业健康监察机构应该向中央办公室定期汇报自己的活动，在年末提交全面报告，供中央办公室撰写全国职业健康监察机构活动的全国报告。

　　进展报告可以相对简单，定期按照统一格式撰写。下列是需要列入报告的重要内容：

- 职业健康监察机构资源的变化，如人员、设备和资金。
- 活动：企业现场检查、调查、职业卫生和健康机构的现场访视情况。
- 参与负责健康、卫生、康复、社会保障或保险机构工作的情况。
- 参与培训教育及学术团体会议的情况。
- 与监察相关的个人工作。

对劳资关系领域的主要进展进行报告也很有用。

年度报告应概括年内的活动、强调最重要的方面。报告应包括下列信息：

- 统计结果，尤其是职业发病率和职业事故发生方面的总结。
- 从职业健康角度可能感兴趣的技术和工作方法发展的信息，特别是有关采用已知或疑似对人有危害性的新物质情况。
- 劳动保护法律执行的程度。
- 职业健康监察员做出决策（管理方面和技术方面）的数量和性质（规章规则、咨询、技术提议和处罚等）。

　　就其所提供的资料和数据而言，这些报告不仅是监察机构感兴趣和有价值的信息源；也是所有关注职业安全与健康问题及其社会影响机构（如科学与文化机构、用人单位与工会组织、社会保障部门等）的有价值信息源。这些报告对其他国家的主管当局也有着重要意义。

　　收集和汇总上面列出的各类资料的信息，在一些国家尤其是在那些种类资料不完整的国家可能有困难。这些国家可以根据法律、技术设备和行政管理等方面的具体情况将数据收集和建立统计限定在对它们有直接意义的领域。

　　总体结论应包括建设性建议、下年度计划要点等。毫无疑问，统计发布的方式在各国会有所不同，但如果各国都能按照事先认真准备的模板发布其统计结果，会对他们都有好处。

　　中央办公室的年度报告是以各地方机构的报告和其直接获得的综合信息为基础编撰的。这个年度报告通常与劳动监察机构的总报告联合发布。在设立法定工伤和职业病保险的国家，或许对有关的机构有向职业健康监察机构提交年度报告的强制要求。

27.5　专家意见与仲裁

在那些劳动监察部门对职业保险法规有执法权的国家，职业健康监察员会被要求担当仲裁员裁定发生在保险机构与企业医学部门或劳动者之间出现的纠纷。然而，即使没有被法律具体授予这项职责，在对诊断有疑问时职业健康监察员也经常会被请去，就该疾病是否由职业造成发表意见，在对劳动者伤残的评价有异议时也是如此。

职业健康机构与保险机构或与接诊治疗医生在确定劳动者受到职业伤害（工伤或职业病）或甚至得了常见疾病后是否适于恢复工作出现意见分歧时，职业健康监察员也可能被请去解决。依据某些国家的法律或传统做法，职业健康监察员对其他一些情况也可能会发挥仲裁者或调解者的作用。例如，在安置身体残疾劳动者、对未成年人从事被认为有害健康的工作，由于劳动者投诉而评判一个特定种类的工作对体力消耗和工作节奏，决定某些工业生产操作危害的程度尤其是在必须支付危险工作津贴时，某些特定工作怀孕女工的就业等工作出现纠纷的情况发生时，职业健康监察员的意见有可能是决定性的。

在劳动法规比较严格，劳动监察机构监察的范围很宽、覆盖劳资关系许多方面的国家，要求定期或视情况向劳动监察机构提交关于预防措施的报告和文书很多。这些报告或文书的内容很多涉及职业健康医学服务的领域，可能要求职业健康服务机构解决某些问题，或对与企业活动有关的大量问题提出意见，包括许可证或执照的发放、临时豁免或管制延长、健康标准的制定、卫生设施的配置规定等。

在另外一些国家，由于职业健康监察员的能力、客观性等，职业健康监察员可能会受委托做一些其具体职责之外的医学或法律方面的工作，如主持职业健康相关问题的调查，或应法庭或政府部门要求就职业病理学或保险的医学方面提供专家意见等。

这些作用尽管对监察本身可能纯属附带，但毫无疑问地可以提升职业健康监察员的职业声望，丰富其阅历和扩大其知识面。不过这些活动过分增加的话，会有分散职业健康监察员用于劳动监察中他们自身那部分更加重要的工作的精力的风险。

值得补充的是，若仲裁涉事的一方是科学界的知名人士或机构，会产生相当大的技术或专业困难。当职业健康监察员去评判其他医生的工作时，还会面临棘手的专业伦理问题。从裁定本身来讲，即使是充分利用了职业健康监察员全部的知识并基于他的良知公平客观地做出，也会在一定程度上挑战了职业健康监察员需要总是恪守的独立身份。因此，除非法律要求直接干预，否则站在一个与争议无关的位置对职业健康监察员是有利的。

这无疑是《劳动监察公约》（第81号）第3条第2段的目的，具体内容为"除执行法律规定、提供信息和咨询、向主管部门报告现有法规没有覆盖的缺陷或弊端外，可能授予劳动监察员的任何更多的职责，均不得干扰其基本职责的有效行使，或以任何方式损害监察员在处理他们与用人单位和劳动者关系方面所必需的权威性和公正性"。

1947年的《劳动监察建议书》（第81号）在其第8段陈述得更为清楚："劳动监察员的职能不应包括在劳资争议的诉讼程序中充当调解人或仲裁人。"

毫无疑问人们对什么才构成劳资争议有不同的看法，人们也有理由认为在此讨论的这些职责中有些确实能极大改善劳动法规的执行。不过，能达成一致的就是这些职责仅仅是职业健康监察员附带的活动，它们既不能限制也不能损害职业健康监察员的实际监察职责。

28　国际劳工组织与职业健康监察

28.1　国际基本标准与基本原则

国际劳工组织长期以来都十分强调，在为建立旨在保护劳动者健康免受工作有害因素影响的机构时，建立劳动监察机构是十分重要的。国际劳工组织通过的首批国际法律文件之一便是1919年的《劳动监察（健康服务）建议书》（第5号）[Labour Inspection（Health Services）Recommendation，No.5]。该文件于1919年10月29日在华盛顿举行的国际劳工大会中通过，呼吁那些还没有这样做的成员国要"尽可能快地建立有效的工厂监察体系和专门负责保护劳动者健康的政府机构，这个政府机构要与国际劳工局保持联系"。

其他国际劳工组织有关劳动监察机构的法律文件，尽管未特别提到职业健康监察，但在强调需要合格人员对企业的健康、卫生和福利进行监察时都有对这方面足够明确的暗示。

1923 年的《劳动监察建议书》（第 20 号）正是如此规定，它在 1919 年《国际劳工组织宪章》第 41 章第 9 条的基础上①，授权职业健康监察员贯彻执行那些确保有关劳动条件和保护劳动者健康方面的相关法律法规（工时和休息时间、夜班作业，禁止雇用某些人群从事危险、不健康或身体有害的劳动，健康与安全等）。

该建议书还强调，应授予监察机构相应的法律权力来履行其职责，同劳动监察历史最长、经验最多那些国家显现的发展趋势一致，这些权力应能确保采纳最恰当的安全方法预防事故和疾病以减少工作的危险性，使工作更健康，甚至降低工作的疲劳。

该建议书列举了实现此目的的不同途径。它指出在监察员的重要工作中应包括向用人单位提供信息和咨询，通过对企业内部设备的系统技术研究和对健康与安全问题的专题调查等途径，让企业了解什么是最好的健康与安全标准，以及改进和完善保护措施需要做出的努力等。

该建议书呼吁成员国注意一个事实，即只有合格专业人员才能有效完成其职责。鉴于有害材料的使用、有害粉尘和气体的去除、电器设备的使用和其他生产工艺方面的问题给现代工业带来了科学和技术困难，国家有必要雇用在医学、工程、电子和其他方面经过培训且具有经验和能力的专业人员。

1947 年的《劳动监察公约》（第 81 号）重申了相同的基本原则。在其第三条，列举了劳动监察的职责，其中包括：保证执行有关劳动者保护的法律规定，如有关安全、卫生和福利的法律规定。为此，监察员必须得到履行其职责所必需和充分的培训。

该公约第 9 条进一步提出：各成员国必须采取必要措施保证合格的技术专家和专门人员，包括医学、工程、电气和化学方面的专门人员，根据国情，通过被认为最合适的方法参与监察工作，以确保有关保护在岗劳动者的健康和安全的法律规定得以实施，同时调查工作程序、原材料和工作方法对劳动者健康和安全的影响。

《劳动监察公约》（第 81 号）的其他条款特别提到了保护劳动者健康和必须采取的措施。其第 12 条授权监察员出于分析目的对原材料和使用处理过的物质进行采样并将样品带走。其第 13 条授权劳动监察员采取措施纠正在车间、布局和工作方法中发现的他们可能有正当理由认为会对劳动者健康和安全构成威胁的缺陷。

---

① 每个成员国家都应规定成立女性也能够参加的监察体系，以确保保护就业者的法律法规得以实施。

另外，为了使劳动监察员有效行使职责，其第 14 条要求：应按照国家法律或条例规定的情况和方式，将工业事故和职业病的情况通知劳动监察机构。

劳动监察员拥有权力的同时，也有义务向中央监察部门定期提交其监察活动结果的报告。中央监察部门应印发有关其管辖的监察机构工作情况的年度报告，其中应涉及包括工业事故和职业病统计在内的具体问题。

在 1947 年国际劳工组织第 30 次大会上与《劳动监察公约》（第 81 号）同时通过的《劳动监察建议书》（第 81 号）同样涉及卫生标准的监察问题。建议书补充了公约设立的标准，为成员国建议了一系列使劳动监察机构的工作更加有效和有用的措施。

在直接和明确关注劳动者健康保护的标准中，特别应该提及一个条款，该条款要求将新建的企业、车间或生产过程的计划提交适当的劳动监察部门征求意见，以检验其是否符合安全和健康方面法律和条例的要求，或是否可能构成对劳动者健康或安全的威胁。该建议书还提倡，监察员应作为用人单位和劳动者组织（即雇主组织和工会组织）的咨询人和指导人，采取合适步骤确保他们获得工作中出现的健康和安全问题的信息。最后，劳动监察部门应在年度报告中公布工业事故和职业病的统计情况，并按不同工业、职业、发生原因和特点进行分类。

《劳动监察公约》（第 81 号）和《劳动监察建议书》（第 81 号）的详细内容见附件 5、附件 6。

1937 年的《劳动监察（建筑）建议书》（第 54 号）对监察当局在建筑业和监察员培训方面的职能添加了具体要求。该建议书要求企业负责人采取所有必要步骤预防事故，尤其不要雇用容易发生事故的失聪者、视力缺陷者或易眩晕者。

28.2　与医学监察有关的其他国际劳工组织健康和安全公约及建议书

最早法律文件主要是行政管理性质的，包括 1919 年《（工业）工时公约 》（第 1 号）[*Hours of Work（Industry）Convention*，1919，No.1]、1919 年《保护生育公约》（第 3 号）[*Maternity Protection Convention*，1919，No.3]、1919 年《（妇女）夜间工作公约》（第 4 号）[*Night Work（Women）Convention*，1919，No.4]、1921 年《（油漆）白铅公约》（第 13 号）[*White Lead（Painting）Convention*，1921，No.13]、1925 年《工人（职业病）赔偿公约》（第 18 号）[*Workmen's Compensation（Occupational Diseases）Convention*，1925，No.18]、1929 年《码头工人预防事故

公约》(第 28 号)[*Protection against Accidents*(*Dockers*)*Convention*, 1929, No.28]、1937 年《建筑安全规定公约》(第 62 号)[*Safety Provisions*(*Building*)*Convention*, 1937, No.62]。

第二次世界大战后发布的有关公约和建议书扩展纳入了技术措施要求,包括 1946 年《(海员)体格检查公约》(第 73 号)[*Medical Examination*(*Seafarers*)*Convention*, 1946, No.73]、1946 年《(非工业部门)就业未成年人体格检查公约》(第 78 号)[*Medical Examination of Young Persons*(*Non-Industrial Occupations*)*Convention*, 1946, No.78]、1947 年《劳动监察公约》(第 81 号)[*Labour Inspection Convention*, 1947, No.81]。

到了更近的年代,法律的实施对于专业能力要求越来越高,包括 1960 年《辐射防护公约》(第 115 号)[*Radiation protection Convention*, 1960, No.115]、1963 年《机器防护公约》(第 119 号)[*Guarding of Machinery Convention*, 1963, No.119]、1964 年《最大负重量公约》(第 127 号)[*Maximum Weight Convention*, 1964, No.127]、1971 年苯公约(第 136 号)[*Benzene Convention*, 1971, No.136]、1974 年《职业性癌公约》(第 139 号)[*Occupational Cancer Convention*, 1974, No.139]、1977 年《工作环境(空气污染、噪声和振动)公约》(第 148 号)[*Working Environment*(*Air Pollution*, *Noise and Vibration*)*Convention*, 1977, No.148]。

1981 年,国际劳动大会通过的第 155 号《职业安全和卫生公约》[Occupational Safety and Health Convention, 1981, No.155]和其附属第 164 号《职业安全和卫生建议书》[Occupational Safety and Health Recommendation, 1981, No.164]诞生了涉及普遍防护原则的国际法,此后,又发布了 8 个公约、1 个议定书和 9 个建议书:1985 年《职业卫生设施公约》(第 161 号)[*Occupational Health Services Convention*, 1985, No.161]及其建议书(第 171 号)[Occupational Health Services Recommendation, 1985, No.171];1986 年《石棉公约》(第 162 号)[*Asbestos Convention*, 1986 No.162]及其建议书(第 172 号)[Asbestos Recommendation, 1986, No.172];1987 年《(海员)健康保护和医疗公约》(第 164 号)[*Health Protection and Medical Care*(*Seafarers*)*Convention*, 1987, No.164];1988 年《建筑业安全与卫生公约》(第 167 号)[*Safety and Health in Construction Convention*, 1988, No.167]及其建议书(第 175 号)[Safety and Health in Construction Recommnedation, 1988, No.175];1990 年《化学品公约》(第 170 号)[Chemicals Convention, 1990, No.170]及其建议书(第 177 号)[Chemicals Recommendation, 1990, No.177];1993 年《预防重大工业事故公约》(第 174 号)[*Prevention of Major Industrial Accidents Convention*, 1993, No.174]及其建议书(第 181 号)[Prevention of Major Industrial Accidents Recommendation，1993，No.181］；1995 年《矿山安全与卫生公约》（第 176 号）［*Safety and Health in Mines Convention*，1995，No.176］及其建议书（第 183 号）［*Safety and Health in Mines Recommendation*，1995，No.183］；2001 年《农业中的安全与卫生公约》（第 184 号）［*Safety and Health in Agriculture Convention*，2001，No.184］及其建议书（第 192 号）［*Safety and Health in Agriculture Recommendation*，2001，No.192］；1981 年《职业安全与健康公约》的 2002 年议定书［*Protocol of 2002 to the Occupational Safety and Health Convention*，1981］；2002 年《职业病目录建议书》（第 194 号）［*List of Occupational Diseases Recommendation*，2002，No.194］和 2006 年《促进职业安全与健康框架公约》（第 187 号）［*Promotional Framework for Occupational Safety and Health Convention*，2006，No.187］及其建议书（第 197 号）［*Promotional Framework for Occupational Safety and Health Recommendation*，2006，No.197］。

附件 1　第 155 号公约：职业安全和卫生及工作环境公约①

国际劳工组织大会，经国际劳工局理事会召集，于 1981 年 6 月 3 日在日内瓦举行其第 67 届会议并经决定采纳本届会议议程第 6 项关于安全和卫生及工作环境的某些提议，并经确定这些提议应采取国际公约的形式，于 1981 年 6 月 22 日通过以下公约，引用时应称其为 1981 年《职业安全和卫生公约》。

第一部分　范围和定义

第 1 条

1. 本公约适用于经济活动的各个部门。

2. 凡批准本公约的会员国，经与有关的、有代表性的雇主组织和工人组织在尽可能最早阶段进行协商后，对于其经济活动的某些特殊部门在应用中会出现实质性特殊问题者，如海运或捕鱼，应部分或全部免除其应用本公约。

3. 凡批准本公约的会员国，应在其按照国际劳工组织章程第 22 条规定提交的关于实施本公约的第一次报告中，列举按照本条第 2 款的规定予以豁免的部门，陈明豁免的理由，描述在已豁免的部门中为适当保护工人而采取的措施，并在以后的报告中说明在扩大公约适用面方面所取得的任何进展。

第 2 条

1. 本公约适用于所覆盖经济活动的各个部门中的一切工人。

2. 凡批准本公约的会员国，经与有关的、有代表性的雇主组织和工人组织在尽可能最早阶段进行协商后，对应用本公约确有特殊困难的少数类别的工人，应部分或全部免除其应用本公约。

3. 凡批准本公约的会员国应在其按照国际劳工组织章程第 22 条规定提交的关于实施本公约的第一次报告中，列举按照本条第 2 款的规定予以豁免的少数类

---

① 生效日期：1983 年 8 月 11 日。

别的工人，陈述豁免的理由，并在以后的报告中说明在扩大公约适用面方面所取得的任何进展。

第 3 条

就本公约而言：

（a）"经济活动部门"一词覆盖雇用工人的一切部门，包括公共机构。

（b）"工人"一词覆盖一切受雇人员，包括公务人员。

（c）"工作场所"一词覆盖工人因工作而需在场或前往，并在雇主直接或间接控制之下的一切地点。

（d）"条例"一词覆盖所有由一个或几个主管部门赋予法律效力的规定。

（e）与工作有关的"健康"一词，不仅指没有疾病或并非体弱，也包括对与工作安全和卫生直接有关的影响健康的身心因素。

第二部分　国家政策的原则

第 4 条

1.各会员国应根据国家条件和惯例，经与最有代表性的雇主组织和工人组织协商后，制定、实施和定期审查有关职业安全、职业卫生及工作环境的一项连贯的国家政策。

2.这项政策的目的应是在合理可行的范围内，把工作环境中内在的危险因素减少到最低限度，以预防来源于工作，与工作有关或在工作过程中发生的事故和对健康的危害。

第 5 条

本公约第 4 条提及的政策，应考虑到对职业安全和卫生及工作环境有影响的以下主要行动领域：

（a）工作的物质要素（工作场所、工作环境、工具、机器和设备，化学、物理、生物的物质和制剂，工作过程）的设计、测试、选择、替代、安装、安排、使用和维修。

（b）工作的物质要素与进行或监督工作的人员之间的关系，以及机器、设备、工作时间、工作组织和工作过程对工人身心能力的适应。

（c）为使安全和卫生达到适当水平，对有关人员在这方面或另一方面的培训，包括必要的、进一步的培训、资格和动力。

（d）在工作班组和企业一级，以及在其他所有相应的级别直至并含国家一级之间的交流和合作。

（e）保护工人及其代表，使其不致因按照本公约第 4 条提及的政策正当地采取行动而遭受纪律制裁。

第 6 条

本公约第 4 条提及的政策的制订应阐明公共当局、雇主、工人和其他人员在职业安全和卫生及工作环境方面各自的职能和责任，同时应既考虑到这些责任的补充性又考虑到国家的条件和惯例。

第 7 条

对于职业安全和卫生及工作环境的状况，应每隔适当时间，进行一次全面的或针对某种特定方面的审查，以鉴定主要问题之所在，找到解决这些问题的有效方法和应采取的优先行动，并评估取得的成果。

第三部分　国家一级的行动

第 8 条

各会员国应通过法律或条例，或通过任何其他符合国家条件和惯例的方法，并经与有关的、有代表性的雇主和工人组织协商，采取必要步骤实施本公约第 4 条。

第 9 条

1. 实施有关职业安全和卫生及工作环境的法律和条例，应由恰当和适宜的监察制度予以保证。

2. 实施制度应规定对违反法律和条例的行为予以适当惩处。

第 10 条

应采取措施向雇主和工人提供指导，以帮助他们遵守法定义务。

第 11 条

为实施公约第 4 条提及的政策，主管部门应保证逐步行使下列职能。

（a）在危险的性质和程度有此需要时，确定企业设计、建设和布局的条件、企业的交付使用、影响企业的主要变动或对其主要目的的修改、工作中所用技术设备的安全及对主管当局所定程序的实施。

（b）确定哪些工作程序及物质和制剂应予禁止或限制向其暴露或应置于主管当局或各主管当局批准或监督之下；应考虑同时暴露于几种物质或制剂对健康的危害。

（c）在适当情况下，建立和实施由雇主、保险机构或任何其他直接有关者通报工伤事故和职业病的程序，并对工伤事故和职业病建立年度统计。

（d）对发生于工作过程中或与工作有关的工伤事故、职业病或其他一切对健康的损害，如反映出的情况严重，应进行调查。

（e）每年公布按本公约第 4 条提及的政策而采取措施的情况及在工作过程中发生或与工作有关的工伤事故、职业病和对健康的其他损害的情况。

（f）在考虑国家的条件和可能的情况下，引进或扩大各种制度以审查化学、物理和生物因素对工人健康的危险。

第 12 条

应按照国家法律和惯例采取措施，以确保设计、制作、引进、提供或转让业务上使用的机器、设备或物质者。

（a）在合理可行的范围内，查明机器、设备或物质不致对正确使用它们的人的安全和健康带来危险。

（b）提供有关正确安装和使用机器和设备及正确使用各类物质的信息，有关机器和设备的危害及化学物质、物理和生物因素或产品的危险性能的信息，并对如何避免已知危险进行指导。

（c）开展调查研究，或不断了解为实施本条（a）、（b）两项所需的科技知识。

第 13 条

凡工人有正当理由认为工作情况出现对其生命或健康有紧迫、严重危险而撤离时，应按照国家条件和惯例保护其免遭不当的处理。

第 14 条

应采取措施，以适合国家条件和惯例的方法，鼓励将职业安全和卫生及工作环境问题列入各级的教育和培训，包括高等技术、医学和专业的教育，以满足所有工人训练的需要。

第 15 条

1. 为保证本公约第 4 条提及的政策的一贯性和实施该政策所采取措施的一贯性，各会员国应在尽可能最早阶段与最有代表性的雇主和工人组织并酌情和其他机构协商后，做出适合本国条件和惯例的安排，以保证负责实施本公约第二和第三部分规定的各部门和各机构之间必要的协商。

2. 只要情况需要，并为国家条件和惯例所许可，这些安排应包括建立一个中央机构。

第四部分　企业一级的行动

第 16 条

1. 应要求雇主在合理可行的范围内保证其控制下的工作场所、机器、设备和工作程序安全并对健康没有危险。

2. 应要求雇主在合理可行的范围内保证其控制下的化学、物理和生物物质与因素，在采取适当保护措施后，不会对健康发生危险。

3. 应要求雇主在必要时提供适当的保护服装和保护用品，以便在合理可行的范围内，预防事故危险或对健康的不利影响。

第 17 条

两个或两个以上企业如在同一工作场所同时进行活动，应相互配合实施本公约的规定。

第 18 条

应要求雇主在必要时采取应付紧急情况和事故的措施，包括适当的急救安排。

第 19 条

应在企业一级作出安排：

（a）工人在工作过程中协助雇主完成其承担的职责。

（b）企业中的工人代表在职业安全和卫生方面与雇主合作。

（c）企业中的工人代表应获得有关雇主为保证职业安全和卫生所采取措施的足够信息，并可在不泄露商业机密的情况下就这类信息与其代表性组织进行磋商。

（d）工人及其企业中的代表应受到职业安全和卫生方面的适当培训。

（e）应使企业中的工人或其代表和必要时其代表性组织，按照国家法律和惯例，能够查询与其工作有关的职业安全和卫生的各个方面的情况，并就此受到雇主的咨询；为此目的，经双方同意，可从企业外部带进技术顾问。

（f）工人立即向其直接上级报告有充分理由认为出现对其生命和健康有紧迫、严重危险的任何情况，在雇主采取必要的补救措施之前，雇主不得要求工人回到对生命和健康仍存在紧迫、严重危险的工作环境中去。

第 20 条

管理人员与工人和（或）其企业内的代表的合作，应是按本公约第 16～19 条所采取的组织措施和其他措施的重要成分。

第 21 条

职业安全和卫生措施不得让工人支付任何费用。

第五部分　最　后　条　款

第 22 条

本公约对任何公约或建议书不作修订。

第 23 条

本公约的正式批准书应送请国际劳工局长登记。

第 24 条

1. 本公约应仅对其批准书已经总干事登记的国际劳工组织会员国有约束力。

2. 本公约应自两个会员国的批准书已经局长登记之日起 12 个月后生效。

3. 此后，对于任何会员国，本公约应自其批准书已经登记之日起 12 个月后生效。

第 25 条

1. 凡批准本公约的会员国，自本公约初次生效之日起满 10 年后得向国际劳工局长通知解约，并请其登记。此项解约通知书自登记之日起满 1 年后始得生效。

2. 凡批准本公约的会员国，在前款所述 10 年期满后的 1 年内未行使本条所规定的解约权利者，即须再遵守 10 年，此后每当 10 年期满，得依本条的规定通知解约。

第 26 条

1. 国际劳工组织总干事应将国际劳工组织各会员国所送达的一切批准书和解约通知书的登记情况，通知本组织的全体会员国。

2. 局长在将所送达的第二份批准书的登记通知本组织全体会员国时，应提请本组织各会员国注意本公约开始生效的日期。

第 27 条

国际劳工局长应将他按照以上各条规定所登记的一切批准书和解约通知书的详细情况，按照《联合国宪章》第 102 条的规定，送请联合国秘书长进行登记。

第 28 条

国际劳工局理事会在必要时，应将本公约的实施情况向大会提出报告，并审查应否将本公约的全部或部分修订问题列入大会议程。

第 29 条

1. 如大会通过新公约对本公约作全部或部分修订时，除新公约另有规定外，应：

（a）如新修订公约生效和当其生效之时，会员国对于新修订公约的批准，不需按照上述第 25 条的规定，依法应为对本公约的立即解约。

（b）自新修订公约生效之日起，本公约应即停止接受会员国的批准。

2. 对于已批准本公约而未批准修订公约的会员国，本公约以其现有的形式和内容，在任何情况下仍应有效。

第 30 条

本公约的英文本和法文本同等为准。

附件 2 第 164 号建议书：职业安全和卫生及工作环境建议书

国际劳工组织大会，经国际劳工局理事会召集，于 1981 年 6 月 3 日在日内瓦举行其第 67 届会议，并经决定采纳本届会议议程第 6 项关于职业安全和卫生及工作环境的某些提议，并经确定这些提议应采取建议书的形式，作为对 1981 年《职业安全和卫生公约》的补充，于 1981 年 6 月 22 日通过以下建议书，引用时应称其为 1981 年《职业安全和卫生建议书》。

一、适用范围和定义

1.（1）1981 年职业安全和卫生公约（以下简称公约）的规定和本建议书的规定应尽可能适用于经济活动的各个部门和各种类别的工人。

（2）应采取切实可行的必要措施，为个体劳动者提供公约和本建议书所规定的类似保护。

2. 就本建议书而言：

（a）"经济活动部门"一词系指雇用工人的一切部门，包括公共机构。

（b）"工人"一词系指一切受雇人员，包括公务人员。

（c）"工作场所"一词系指工人因其工作而需在场或前往，并在雇主直接或间接控制之下的一切地点。

（d）"条例"一词覆盖所有由一个或几个主管部门赋于法律效力的规定。

（e）与工作有关的"健康"一词不仅指没有疾病或并非体弱，也包括对于与工作安全和卫生有关的影响健康的身心因素。

二、技术行动领域

3. 为实施公约第 4 条所述政策，应根据不同的经济活动部门和不同的工种及强调从根源上消灭危害的原则，在以下方面采取适当措施。

（a）工作场所的设计、定位、建筑特点、安装、维护、修理及其出入通道的修理和改造。

（b）工作场所的照明、通风和整洁。

（c）工作场所的温度、湿度和空气流通。

（d）可能产生危害的机器设备的设计、制造、使用、维护、测试和检查，其必要的批准及不论何种名义的转让。

（e）防止一切因劳动条件造成有害健康的身心紧张。

（f）以人力或机械装卸、捆绑和贮藏物资器材。

（g）电的使用。

（h）危险物品的制造、包装、标识、运输、贮藏和使用及其残渣废料的处理和必要时以其他无害或较少危害物品取而代之。

（i）辐射的防护。

（j）防止和限制噪声或振荡的职业性危害及对工人的保护。

（k）对工作场所的环境及其他环境因素的监测。

（l）预防和限制气压变化过大的危害。

（m）火灾和爆炸的预防及在发生火灾和爆炸时所须采取的措施。

（n）个人防护设备和防护服的设计、制造、供应、使用、维护和测试。

（o）卫生设施、水房、更衣室、饮用水的供应及其他与工人安全和健康有关的设施。

（p）急救。

（q）应急计划的制订。

（r）对工人健康的监护。

三、国家一级的行动

4. 为实施公约第 4 条所述政策，主管部门应根据上文第 3 条有关行动技术方面的提示采取以下措施。

（a）根据安全和卫生同劳动时间和休息安排的关系颁布或批准一些与工人安全、卫生及工作环境有关的条例、实践守则或其他有关规定。

（b）根据经验和新的科技成果，随时复议关于工人安全、卫生及工作环境的法规及根据上文（a）项要求而发布或通过的规定。

（c）开展或促进旨在弄清危害并找到有效预防办法的研究。

（d）以适当方式为雇主和工人提供其可能需要的信息和建议，在切实可行情况下消灭或减少危害进而推动或促进雇主和工人及其组织之间的合作，并适当地为移民工人制订以其母语进行的特别培训计划。

（e）采取特别措施，防止灾害的发生并协调各级行动，特别是在企业集中、对工人和附近居民潜在危害大的工业区协调行动。

（f）同在国际劳工组织范围内建立的国际职业安全和卫生预警系统保持密切关系。

（g）为残疾工人采取适当措施。

5. 公约第9条第1款规定的监察制度应参照1947年《劳动监察公约》和1969年《（农业）劳动监察公约》的规定建立，而不影响批准后两个公约的会员国对其承担的义务。

6. 主管部门应在适当情况下与有代表性的有关雇主组织和工人组织磋商，以在劳动条件方面推动符合公约第4条所述政策的措施。

7. 公约第15条的规定主要目的应为：

（a）确保公约第4和第7条规定的实施。

（b）协调按公约第11条和上文第4条的规定由主管部门行使的职能。

（c）协调公共权力机构、雇主和雇主组织、工会及其代表，以及其他机构或有关人员，就职业安全、卫生和工作环境问题在全国、地区或地方所展开的活动。

（d）在国家一级或在一行业或一经济活动部门的范围内，促进意见、信息和经验的交流。

8. 在公共部门同有代表性的雇主组织和工人组织及其他有关机构之间就制定的实施公约第4条所述政策进行密切合作。

9. 公约第7条所述的检查应特别包括易受影响工人的情况，如残疾人的情况。

四、企业一级的行动

10. 为实施公约第16条所确定的目标，根据不同的经济活动部门和不同的工种，雇主应承担的义务：

（a）所提供的工作场所和机器设备及所采用的工作方法，在合理、可行的情况下不对工人的安全和健康造成危害。

（b）对不同类别工人根据工作职责和能力给予必要的教育和培训。

（c）对所完成的工作和操作方法及所实施的职业安全和卫生措施进行充分的监督。

（d）根据企业的规模及其活动的性质在职业安全、卫生和工作环境方面采取组织措施。

（e）在无法以其他方式防止或控制危害时免费提供可能需要的足够防护服和个人防护用品。

（f）确保劳动组织在工作时间和休息安排方面不对工人的安全和健康造成损害。

（g）采取一切合理并切实可行措施，消灭身心的过度疲劳。

（h）开展研究工作或以其他方式了解科技发展状况，以便更好地实施以上各项规定。

11. 如在同一工作场所有几家企业同时进行业务活动，这些企业应进行合用，以实施职业安全、卫生和工作环境的规定，而不影响各企业对其雇用工人的健康和安全所承担的责任。在一定情况下，主管当局应规定此类合作的一般方式。

12.（1）在适当和必要情况下应采取措施促进公约第20条所提及的合作，并按各国惯例设立工人安全代表、工人安全卫生委员会和（或）工人安全卫生联合委员会；在这些安全卫生联合委员会中工人的代表至少应与雇主的代表人数相等。

（2）工人安全代表、工人安全卫生委员会或工人安全卫生联合委员会或必要时的工人其他代表应该：

（a）得到有关安全和卫生问题的足够信息，能够研究影响工人安全和健康的因素并享有提出措施建议的便利。

（b）在人们考虑采纳新的安全和卫生的重要措施并在这些措施实施之前时能够提出自己的意见，并努力取得工人对这些措施的支持。

（c）在人们考虑对劳动工序、劳动内容或劳动组织作任何改变而可能会对工人的安全或健康产生影响时能够提出自己的意见。

（d）在作为工人代表或安全和卫生委员会成员履行其职业安全和卫生方面的职责时受到保护，不被解雇或遭受损害其利益的措施。

（e）能够对企业一级安全和卫生问题的决策作出贡献。

（f）能够进入一切工作场所并能在工作时间和工作场所同工人就安全和卫生问题进行交谈。

（g）能够自由接触劳动监察员。

（h）能够对企业中就职业安全和卫生问题举行的谈判作出贡献。

（i）能够在有报酬的工作时段有合理时间保障其行使安全和卫生的职责并受到同其职责有关的培训。

（j）能够就安全方面的具体问题向专家献策。

13. 若企业的业务有此要求，且企业的规模使之可行，则应规定：

（a）建立职业卫生设施和安全机构，这些机构可属于一家企业，也可为几家企业所共有，或有关服务由外部机构提供。

（b）就安全或卫生方面的具体问题向专家请教，或求助于专家对为解决这些问题而采取的措施在实施过程中进行监督。

14.若其业务的性质有此需要，雇主应将其在职业安生和卫生方面所要采取的政策和措施及各方面为实施这些措施而承担的责任写成书面材料，并以通俗易懂的语言向工人通报。

15.（1）雇主应通过如对环境的监督，定期检查有关的职业安全和卫生标准的实施，并经常对这方面情况进行系统安全认证。

（2）雇主应将主管当局认为必不可少的有关职业安全、卫生和工作环境的资料记录在案，这些资料可包括：有关一切工伤事故及劳动中发生的一切有害健康的情况或与劳动有关、需要报告的材料；法律、条例或安全和卫生规定的核准和豁免及与核准或豁免有关的情况；企业中工人健康的检查证明；有关接触特定物质和制剂的数据。

16.应按公约第19条规定所采取的措施保证工人：

（a）能适当注意自身安全及因其工作或缺勤而可能受到影响的其他人员的安全。

（b）为确保自己和他人的安全和健康而按照所提出的要求及安全和卫生程序操作。

（c）正确使用安全防护装置和设施，不要弃之不用。

（d）一旦发现自己认为可能会造成危害而自己又无法解决的情况立即向直接上级报告。

（e）劳动中一旦发生事故或危害健康的情况或出现与此有关的情况立即报告。

17.当一名工人就他认为违反规章的做法或认为雇主对职业安全、卫生和工作环境采取的措施有重大缺陷而善意提出申诉时，不得对他采取任何对其不利的措施。

五、同现行国际劳工公约和建议书的关系

18.本建议书对任何现行国际劳工建议书不作修订。

19.（1）在制订和实施公约第4条提及的政策时，各会员国应以不妨碍其对已批准公约承担义务为前提，参照如下附件所列的国际劳工公约和建议书。

（2）国际劳工大会今后在通过或修订有关安全和卫生及工作环境的任何公约或建议时，可以超过2/3的票数修改该附件。

附件 2-1

1919 年以来国际劳工大会通过的有关安全、卫生和工作环境的文件

年份	公约		建议书	
1921	第 13 号	（油漆）白铅		
1929	第 27 号	（航运包裹）标明重量		
1937	第 62 号	（建筑业）安全规定	第 53 号	（建筑业）安全规定
1946	第 73 号	（海员）体格检查	第 79 号	未成年人体格检查
	第 77 号	（工业）未成年人体格检查		
	第 78 号	（非工业部门就业）未成年人体格检查		
1947	第 81 号	劳动监察	第 81 号	劳动监察
			第 82 号	（采矿和运输业）劳动监察
1949	第 92 号	船员住宿（修订）		
1953			第 97 号	保护工人健康
1958			第 105 号	船上药箱
			第 106 号	海上医疗指导
1959	第 113 号	（渔民）体格检查	第 112 号	职业卫生设施
1960	第 115 号	辐射防护	第 114 号	辐射防护
1963	第 119 号	机器防护	第 118 号	机器防护
1964	第 120 号	（商业和办事处所）卫生	第 120 号	（商业和办事处所）卫生
	第 121 号	工伤事故和职业病津贴	第 121 号	工伤事故和职业病津贴
1965	第 124 号	未成年人（井下工作）体格检查		
1967	第 127 号	最大负重量	第 128 号	最大负重量
1969	第 129 号	（农业）劳动监察	第 133 号	（农业）劳动监察
1970	第 133 号	船员住舱（补充规定）	第 140 号	船员住宿（空调）
			第 141 号	船员舱室（防止噪声）
	第 134 号	（海员）防止事故	第 142 号	（海员）防止事故
1971	第 136 号	苯	第 144 号	苯
1974	第 139 号	职业癌	第 147 号	职业癌
1977	第 148 号	工作场所（空气污染、噪声和振动）	第 156 号	工作场所（空气污染、噪声和振动）
1979	第 152 号	（码头作业）职业安全和卫生	第 160 号	（码头作业）职业安全和卫生

附件3 第 161 号公约：职业卫生设施公约①

国际劳工组织大会，经国际劳工局理事会召集，于 1985 年 6 月 7 日在日内瓦举行其第 71 届会议，并注意到保护工人以免在工作过程中罹患疾病和受伤，是国际劳工组织章程赋予本组织的任务之一，注意到有关的国际劳工公约和建议书，特别是 1953 年《保护工人健康建议书》、1959 年《职业卫生设施建议书》、1971 年《工人代表公约》和 1981 年《职业安全和卫生公约》和建议书确立了国家政策和全国一级活动的原则，经决定采纳本届会议议程第 4 项关于职业卫生设施的某些提议，并于 1985 年 6 月 26 日通过以下公约，引用时得称之为 1985 年《职业卫生设施公约》。

第一部分 国家政策的原则

第 1 条

就本公约而言：

（a）"职业卫生设施"一词，系指主要具有预防职能的，负责向雇主、工人及其企业内代表就下列问题提供咨询的设施：

（Ⅰ）建立和保持安全卫生的工作环境所必需的条件，这种环境将有利于对工作而言最适宜的身体和精神健康状况。

（Ⅱ）根据工人的身体和精神健康状况，使工作适合其能力。

（b）"企业内工人代表"一词，系指根据国家法律或实践被承认为此种人员者。

第 2 条

各会员国应根据本国情况和实践，并与最有代表性的雇主组织和工人组织（如存在这种组织）协商，以制定、实施和定期审查一项具有连贯性的有关职业卫生设施的国家政策。

第 3 条

1. 各会员国承诺为所有工人，包括公共部门的工人和生产合作社的社员，在所有经济活动部门和所有企业中逐步发展职业卫生设施。所作的规定应足以针对企业中的具体危险。

2. 如不能立即为所有企业建立职业卫生设施，各有关会员国应与最有代表性

---

① 生效日期：1988 年 2 月 17 日。

的雇主组织和工人组织（如存在这种组织）协商，制订建立此类设施的计划。

3. 各有关会员国应在其按照国际劳工组织章程第 22 条规定提交的关于实施本公约的第一次报告中，说明按照本条第 2 款的规定制订了何种计划，并在以后的报告中说明实施这些计划取得的进展。

第 4 条

主管部门应与最有代表性的雇主组织和工人组织（如存在这种组织）协商采取措施，使本公约的条款生效。

第二部分　职　　能

第 5 条

在不影响雇主对其工人健康与安全所负的责任，并适当考虑工人参与职业安全卫生事务必要性的情况下，职业卫生设施应具有足以针对该企业职业危害的下列职能：

（a）辨明和评估工作场所危及健康的各种危险因素。

（b）监测工作环境和工作实践中可能影响工人健康的因素，包括由雇主提供的卫生设备、食堂与住房等。

（c）就工作的计划与组织安排提供咨询，包括对工作场所的设计，机械与其他设备的选择、维修和条件，以及工作中使用的物质等方面的咨询。

（d）参与制订改善工作实践的计划，以及测试和评价新设备对健康的影响。

（e）就职业健康、安全、卫生和人机工程学，以及个人和集体防护设备提供咨询。

（f）监测与工作有关的工人健康情况。

（g）促使工作更适合于工人。

（h）对职业康复措施做出贡献。

（i）配合提供职业健康、卫生和人机工程学方面的资料、培训和教育。

（j）组织急救和紧急治疗。

（k）参与对职业事故和职业病的分析。

第三部分　组　　织

第 6 条

应按下列办法对建立职业卫生设施做出规定：

（a）通过法律或条例方式。

（b）通过集体协议或有关雇主和工人同意的其他方式。

（c）通过主管部门与有关的、有代表性的雇主和工人组织协商后批准的任何其他方式。

第7条

1. 职业卫生设施可酌情组建成一个企业的设施，或若干企业的共用设施。

2. 根据各国情况和实践，职业卫生设施可由下列机构组建：

（a）有关企业或企业集团。

（b）公共部门或官方机构。

（c）社会保障机构。

（d）主管部门授权的任何其他机构。

（e）以上任何机构的结合体。

第8条

雇主、工人及其代表（如存在这种代表）应在公平基础上进行合作和参与落实职业卫生设施的组织措施和其他有关措施。

第四部分　运 行 条 件

第9条

1. 根据国家法律和实践，职业卫生设施应具有多学科性。其人员组成应按所需完成任务的性质予以确定。

2. 职业卫生设施应与企业中其他设施合作履行其职能。

3. 应根据国家法律和实践采取措施，以保证职业卫生设施在适宜情况下和有关的为卫生设施服务的其他机构之间的充分合作与协调。

第10条

就第5条所列的职能而言，职业卫生设施工作人员应对雇主、工人及其代表（如存在这种代表）享有充分的专业独立性。

第11条

主管部门应根据所需履行职责的性质，并根据国家法律和实践，确定职业卫生设施工作人员具备的资格。

第12条

与工作有关的工人健康监护，不应使工人收入受到损失，应免费并尽可能在工作时间进行。

第 13 条

应使所有工人知道他们工作中涉及的健康危害。

第 14 条

雇主和工人应将工作环境中可能影响工人健康的任何已知因素和可疑因素通知职业卫生设施。

第 15 条

应将工人患病和因健康原因缺勤的情况通知职业卫生设施,以便能鉴定患病或缺勤原因是否与工作场所可能存在的任何健康危害有关。雇主不得要求职业卫生设施工作人员查证工人缺勤的原因。

第五部分 一 般 规 定

第 16 条

职业卫生设施一经建立,即应由国家法律或条例指定一个或几个部门,负责监督其运行并提供咨询。

第 17 条

本公约的正式批准书应送请国际劳工局长登记。

第 18 条

1. 本公约应仅对其批准书已经局长登记的国际劳工组织会员国有约束力。

2. 本公约应自两个会员国的批准书已经局长登记之日起 12 个月后生效。

3. 此后,对于任何会员国,本公约应自其批准书已经登记之日起 12 个月后生效。

第 19 条

1. 凡批准本公约的会员国,自本公约初次生效之日起满 10 年后得向国际劳工局长通知解约,并请其登记。此项解约通知书自登记之日起满 1 年后始得生效。

2. 凡批准本公约的会员国,在前款所述 10 年期满后的 1 年内未行使本条所规定的解约权利者,即须再遵守 10 年,此后每当 10 年期满,得依本条的规定通知解约。

第 20 条

1. 国际劳工局长应将国际劳工组织各会员国所送达的一切批准书和解约通知书的登记情况,通知本组织的全体会员国。

2. 局长在将所送达的第二份批准书的登记通知本组织全体会员国时,应提请本组织各会员国注意本公约开始生效的日期。

第 21 条

国际劳工局长应将他按照以上各条规定所登记的一切批准书和解约通知书的详细情况，按照《联合国宪章》第 102 条的规定，送请联合国秘书长进行登记。

第 22 条

国际劳工局理事会在必要时，应将本公约的实施情况向大会提出报告，并审查应否将本公约的全部或部分修订问题列入大会议程。

第 23 条

1. 如大会通过新公约对本公约作全部或部分修订时，除新公约另有规定外，应：

（a）如新修订公约生效和当其生效之时，会员国对于新修订公约的批准，不需按照上述第 19 条的规定，依法应为对本公约的立即解约；

（b）自新修订公约生效之日起，本公约应即停止接受会员国的批准。

2. 对于已批准本公约而未批准修订公约的会员国，本公约以其现有的形式和内容，在任何情况下仍应有效。

第 24 条

本公约的英文本和法文本同等为准。

附件 4 第 171 号建议书：职业卫生设施建议书

国际劳工组织大会，经国际劳工局理事会召集，于 1985 年 6 月 7 日在日内瓦举行其第 71 届会议，并注意到保护工人以免在工作过程中罹患疾病和受伤，是国际劳工组织章程赋予本组织的任务之一，注意到有关的国际劳工公约和建议书，特别是 1953 年《保护工人健康建议书》、1959 年《职业卫生设施建议书》、1971 年《工人代表公约》和 1981 年《职业安全和卫生公约》和建议书，确立了国家政策与全国一级活动的原则，并注意到国际劳工局理事会通过的关于多国企业和社会政策原则的三方宣言，经决定采纳本届会议议程第 4 项关于职业卫生设施的某些提议，并经确定这些提议应采取建议书的形式，以补充 1985 年《职业卫生设施公约》，于 1985 年 6 月 26 日通过以下建议书，引用时应称其为 1985 年《职业卫生设施建议书》。

一、国家政策的原则

1. 各会员国应根据本国情况和实践，并与最有代表性的雇主组织和工人组织

（如存在此种组织）协商，以制订、实施和定期审查一项具有连贯性的有关职业卫生设施的国家政策，此项政策应包括关于职业卫生设施的职能、组织和运行的总原则。

2.（1）各会员国应为所有工人，包括公共部门的工人和生产合作社的社员，在所有经济活动部门和所有企业中逐步发展职业卫生设施。所作的规定应足以针对企业卫生方面的特殊危险。

（2）还应规定采取那些可能必要和合理可行的措施，使自雇人员能享受与1985年《职业卫生设施公约》和本建议书中的规定相似的保护。

二、职　　能

3. 职业卫生设施的作用主要应是预防性的。

4. 职业卫生设施应制订与它所服务的一个或几个企业相适应的活动计划，要特别考虑到工作环境中的职业危害和有关经济活动部门的特殊问题。

A. 对工作环境的监督

5.（1）对工作环境的监督

（a）查明和评价工作环境中可能影响工人健康的因素。

（b）对职业卫生条件和工作组织中可能危及工人健康的因素进行评估。

（c）对集体和个人防护设备进行评估。

（d）如属适宜，通过有效的、普遍接受的监测办法对工人暴露于危险物质的情况进行评估。

（e）对用以消除或减少暴露的控制系统进行评估。

（2）此种监督应在与企业中其他技术设施相联系，并在与有关工人及其企业内代表，或安全卫生委员会（如存在此种机构）合作的情况下进行。

6.（1）根据国家法律和实践，对工作环境进行监督所得的资料应以适当方式予以记录，并可供雇主、工人及其本企业内代表或安全卫生委员会（如果存在这种代表和委员会）使用。

（2）应在保密基础上使用这些资料，并仅为对改善工作环境、工人健康和安全的措施提供指导和咨询。

（3）主管部门应能取用这些资料。这些资料只有经雇主和工人或其本企业内代表或安全卫生委员会（如存在此种代表和委员会）同意，方可由职业卫生设施对外提供。

7. 对工作环境进行监督，必要时需由职业卫生设施工作人员进行走访，研究工作环境中可能影响工人健康的因素，工作场所的环境卫生条件和工作条件。

8. 职业卫生设施应：

（a）必要时对工人暴露于特殊健康危害的情况进行监测。

（b）对雇主为工人提供的卫生设备和诸如饮水、食堂及宿舍等其他设施加以监督。

（c）就技术的使用可能对工人健康造成的影响提供咨询。

（d）参与选择为保护工人免遭职业危害所需的人身防护设备，并就此提供咨询意见。

（e）配合进行职业分析和工作组织与方法的研究以便使工作更好地适应工人的情况。

（f）参与分析职业事故和职业病并参与事故预防计划。

9. 如属适宜，在通知雇主、工人及其代表后，职业卫生设施工作人员应：

（a）可自由出入于一切工作场所和企业为工人提供的设施。

（b）能获得关于加工、工作标准、产品、已用或拟用原材料的资料，但对他们可能得知的与工人健康无关的任何机密材料应予保密。

（c）能为进行分析而对使用或管理的产品和原材料提取样品。

10. 在对工作程序或工作条件提出有可能影响工人健康或安全的修改建议时，应与职业卫生设施协商。

B. 对工人健康的监督

11.（1）对工人健康状况的监督，按主管部门规定的情况和条件，应包括为保护工人健康所需的全部评估，可包括：

（a）工人被分配到有可能对他们或其他人健康有害的特定工作前的健康评估。

（b）工人从事使其暴露于某种特定的健康危害的工作时的定期健康鉴定。

（c）长期病休后恢复工作时的健康评估，以便确定可能的职业原因，建议为保护工人应采取的适当行动，并便于确定工人是否适合这项工作及是否需调动工作和康复。

（d）在可能或将来有可能损害健康的工作任务结束之时和结束之后的健康鉴定。

（2）应做出规定保护工人隐私，并应保证健康监护不被用于歧视的目的，或以任何其他方式损害工人的利益。

12.（1）当工人暴露于特定职业危害时，除本建议书第11条规定的健康评估外，工人健康的监督应包括在合适情况下为检测暴露程度及早期生物学效应和反应所可能需要的任何检查和调查。

（2）当存在能及早检测暴露于特定职业危害对健康所起影响的有效和普遍接受的工人健康生物学检验方法时，可用以鉴定哪些工人（经本人同意）需进行详细体格检查。

13. 应将工人发病和因健康因素缺勤的情况通知职业卫生设施，以便能鉴定发病或缺勤原因是否与工作场所可能存在的任何健康危害有关，雇主不得要求职业卫生设施工作人员查证缺勤原因。

14.（1）职业卫生设施应将工人健康资料记入个人保密健康档案。这些档案还应包括关于工人工作岗位、工作中是否暴露于职业危害及对工人暴露于这些危害的任何评估结果等情况。

（2）提供职业卫生设施的人员只能按档案资料与其完成任务有关程度查阅个人健康档案。包含个人医疗保密资料的档案应仅限医务人员取用。

（3）有关健康鉴定的个人资料只有在工人本人知情同意后方可通知他人。

15. 个人健康档案的保存条件和期限、可将其通知他人或转移他处的条件及必要的档案保密措施，特别是将其内容储入计算机时的必要保密措施应由国家法律或条例或由主管部门，或根据国家的实践，遵照公认的道德准则予以规定。

16.（1）为确定是否适合从事某项暴露于特殊危害的工作而规定的体格检查结束后，进行检查的医生应将结论书面分别通知工人和雇主。

（2）这些结论不应包括医学信息；结论可适当指出是否适于建议的工作，或具体说明何种工作和工作条件在医学上属暂时或长期禁忌。

17. 如因健康因素继续雇用一个工人做特定工作属医学禁忌，职业卫生设施应协助其在企业中另找工作，或以其他适当办法解决。

18. 如通过对工人的健康监督查出一种职业病，应根据国家法律和实践将这种疾病通知主管部门。应告知雇主、工人和工人代表该项通知已发。

C. 信息、教育、培训、咨询

19. 职业卫生设施应参与制订和实施与本企业人员工作有关的健康和卫生方面的信息、教育和培训计划。

20. 职业卫生设施应参与急救人员的培训和定期再培训，并参与企业内所有对职业安全卫生有贡献的工人的逐步和继续培训。

21. 为促使工作适应工人的状况，改善工作条件和环境，职业卫生设施应在职业健康和卫生及人机工程学方面为雇主、工人及其企业内代表和安全卫生委员会（如存在此种机构）充当顾问，并与已在这方面充当顾问的机构进行协作。

22.（1）应以充分和适当方式将每个工人工作中涉及的健康危害、体格检查结果及其健康评估通知本人。

（2）每个工人均应有权使任何错误的或者可能导致错误的资料得到改正。

（3）此外，职业卫生设施应就与本人工作有关的健康问题向工人提供个人咨询。

D. 急救、治疗和健康计划

23. 企业的职业卫生设施在考虑国家法律和实践的情况下，应在工人于工作场所发生事故或身体不适时提供急救和紧急治疗，并应配合组织急救。

24. 考虑到国家一级预防医学的组织情况，在可能和适当时，职业卫生设施应：

（a）针对工作环境中的生物危害进行免疫工作。

（b）参加保护健康的运动。

（c）在公共卫生项目中与卫生部门协作。

25. 主管部门应在考虑国家法律和实践，并与最有代表性的雇主组织和工人组织（如存在此种组织）协商后，于必要时，经所有有关方面，包括工人及其医生或初级保健设施（如可行）的同意，授权职业卫生设施承担或参与下一项或多项职能：

（a）为尚未停止工作或缺勤后恢复工作的工人进行治疗。

（b）为工伤事故受害者进行治疗。

（c）为职业病和因工作加剧的健康损害进行治疗。

（d）职业再教育和职业康复的医疗方面的工作。

26. 考虑到国家医疗保健组织方面的法律和实践及就医距离，经主管部门与最有代表性的雇主组织和工人组织（如存在此种组织）协商后授权，职业卫生设施可从事其他卫生活动，包括对工人及其家属进行治疗。

27. 在发生重大事故时，职业卫生设施应与其他有关设施合作制订紧急行动计划。

E. 其 他 职 能

28. 职业卫生设施应分析对工人健康状况和工作环境监督的结果，以及对工人暴露于职业危害（如存在此种危害）情况的生物学监测和个体监测的结果，以便评估职业危害接触与健康损害之间可能存在的关系，从而提出改善工作条件和工作环境的措施建议。

29. 职业卫生设施应每隔适当时间编写关于其活动和企业卫生条件的计划和报告。雇主和企业内工人代表或安全卫生委员会（如存在此种结构）及主管部门应能得到这些计划和报告。

30.（1）职业卫生设施经与雇主代表和工人代表协商，应在其资源许可的范围内对研究工作作出贡献，如参与对企业或经济活动有关分支的调查研究，以收集流行病学资料并指导其活动。

（2）工作环境监测和工人健康评估的结果可在本建议书第 6 条（3）款、第 11 条（2）款和第 14 条（3）款规定的范围内用于研究目的。

31. 如属适宜，职业卫生设施应与企业中其他设施一起采取措施以防止其活动对总的环境产生不利影响。

三、组　　织

32. 职业卫生设施应尽可能设置于工作场所内或工作场所附近，或以能保证其职能在工作场所得以履行的方式加以组织。

33. （1）雇主、工人及其代表（如存在这种代表）应在公平基础上合作并参与实施有关职业卫生设施的组织措施和其他措施。

（2）根据国家的条件和实践，雇主、工人或其在企业中的代表或安全卫生委员会（如存在这种机构）应参与决定对这些设施的组织和运行有影响的问题，包括决定关于雇用工作人员和制订实施方案的问题。

34. （1）职业卫生设施可酌情组建为一个企业的设施，或若干企业的共同设施。

（2）根据国家条件和实践，职业卫生设施可由下列机构组建：

（a）有关企业或企业集团。

（b）公共部门或官方机构。

（c）社会保障机构。

（d）主管部门授权的任何其他机构。

（e）可以是任何机构的结合体。

（3）在尚未建立职业卫生设施的地方，主管部门应确定在何种情况下，作为一项临时措施，现有的适当设施应根据本条第（2）款（d）项被承认为受权机构。

35. 主管部门与有代表性的有关雇主组织和工人组织（如存在这种组织）协商，认为不能建立或使用职业卫生设施时，企业应作为一项临时措施，在与企业工人代表或安全卫生委员会（如存在此种代表和委员会）协商后，与地方医疗设施做出安排，以进行国家法律或条例规定的体检，监督企业的环境卫生条件和保证恰当的组织急救和紧急治疗。

四、运 行 条 件

36. （1）根据国家法律和实践，职业卫生设施应由多学科性工作组组成，其成员应按所需完成任务的性质予以确定。

（2）职业卫生设施应配备足够数量的在职业医学、职业卫生、人机工程学、职业健康护理和其他有关领域受过专门培训的、有经验的技术人员。他们为行使其职责，应尽可能随科学技术知识的发展而不断更新其知识，并应在其收入不受损失的情况下有机会这样做。

（3）此外，职业卫生设施应配备其运行所需的行政管理人员。

37.（1）职业卫生设施工作人员的专业独立性应得到保障。根据国家法律和实践，此点可通过法律或条例及通过雇主、工人、工人代表和安全卫生委员会（如存在此种代表和委员会）之间的适当协商予以解决。

（2）主管机关应在适宜条件下，根据国家法律和实践，经与有代表性的有关的雇主组织和工人组织协商，具体规定职业卫生设施工作人员的雇用和终止雇用条件。

38.应要求在职业卫生设施中工作的每一个人，对于因其职能和该设施活动而了解的医疗和技术情报保守专业秘密，但国家法律或条例另有规定者除外。

39.（1）主管部门可规定职业卫生设施行使其职能所需的房舍和设备的标准。

（2）职业卫生设施应能使用适当设备以进行监督工人健康和工作环境所必需的分析和试验。

40.（1）职业卫生设施应在多学科处理框架内与下列机构合作：

（a）企业中与工人安全有关的部门。

（b）各生产单位和部门，以帮助其制订和实施有关的预防方案。

（c）人事部门和其他有关部门。

（d）企业内工人代表，工人安全代表和安全卫生委员会（如存在此种代表和委员会）。

（2）在适宜情况下，职业卫生设施和职业安全设施可共同组建。

41.必要时职业卫生设施应与负责健康、卫生、安全、职业康复、再培训和再分配、工作条件和工人福利等的外部设施和机构及监察机构保持联系，并与指定参加国际劳工组织所设国际职业安全卫生危害报警系统的国家机构保持联系。

42.职业卫生设施的负责人应能根据第38条的规定，在通知雇主和企业内工人代表或安全卫生委员会（如存在此种代表和委员会）后，就企业实施安全卫生标准问题与主管部门进行协商。

43.拥有一个以上分公司的一国或多国企业的职业卫生设施，应无歧视地为其所有公司的工人提供最高标准的服务，无论这些公司设于哪一地点或国家。

五、一般规定

44.（1）在对其雇员的健康和安全负责的范围内，雇主应采取一切必要措施便利职业卫生设施行使其职责。

（2）工人及其组织在职业卫生设施行使职责时应予以支持。

45. 职业卫生设施提供的与职业健康有关的设备不应使工人承担任何费用。

46. 在已建立职业卫生设施且国家法律或条例已规定其职能的情况下，为这些设施筹措经费的方式也同样应予以确定。

47. 本建议书中"企业内工人代表"一词系指根据国家或实践被承认为此种人员者。

48. 作为补充 1985 年《职业卫生设施公约》的本建议书，应取代 1959 年职业卫生设施建议书。

附件 5　第 81 号公约：工商业劳动监察公约①

国际劳工组织大会，经国际劳工局理事会召集，于 1947 年 6 月 19 日在日内瓦举行其第 30 届会议，经决定采纳本届会议议程第 4 项关于工商业劳动监察组织的某些提议，并经确定这些提议应采取国际公约的形式，于 1947 年 7 月 11 日通过以下公约，引用时应称其为 1947 年《劳动监察公约》。

第一部分　工业劳动监察

第 1 条

凡本公约对其生效的国际劳工组织会员国应在工业工作场所保持劳动监察制度。

第 2 条

1. 工业工作场所的劳动监察制度应适用于可由劳动监察员实施与工作条件和在岗工人劳动保护有关的法律规定的一切工作场所。

---

① 生效日期：1950 年 4 月 7 日。

2. 国家法律或条例应对采矿业和运输业或这些企业的某些部分免于应用本公约。

第 3 条

1. 劳动监察制度的职能

（a）在可由劳动监察员实施的情况下，保证执行有关工作条件和在岗工人的保护的法律规定，如有关工时、工资、安全、卫生和福利、儿童和年轻人就业及其他有关事项的规定；

（b）向雇主和工人提供有关执行法律规定最有效手段的技术信息和咨询。

（c）向主管当局通告现有法律规定没有明确覆盖到的任何缺陷和弊端。

2. 可能授予劳动监察员的任何更多的职责，均不得干扰其基本职责的有效行使，或以任何方式损害监察员在处理他们与雇主和工人关系方面所必需的权威性和公正性。

第 4 条

1. 只要符合会员国的行政管理实践，劳动监察应置于一个中央部门的监督和控制之下。

2. 如属联邦制国家，"中央部门"一词可指或一个联邦部门，或结成联邦的一个单位的中央部门。

第 5 条

主管部门应做出适当安排以促进：

（a）监察部门、其他政府部门、从事类似活动的公立和私立机构之间的有效合作。

（b）劳动监察局官员与雇主和工人或其组织之间的协作。

第 6 条

监察人员应由公职人员组成，其地位和服务条件应足以保证他们职业的稳定性，不受政府更迭和不适当的外部影响的限制。

第 7 条

1. 招聘劳动监察员，除应按照国家法律或条例规定招聘公职人员所应具备的条件外，唯一应考虑的是其行使职责的资格。

2. 确认此种资格的手段应由主管当局确定。

3. 劳动监察员应经适当培训以行使其职责。

第 8 条

男、女均应有资格被任命为监察人员，如属必要，应对男、女监察员委以特别职责。

第 9 条

各会员国应采取必要措施以保证合格的技术专家和专门人员，包括医药、工程、电气和化学方面的专门人员，根据各该国的条件，通过被认为最合适的方式参与监察工作，以确保有关保护在岗工人的健康和安全的法律规定得以实施，同时调查工作程序、原材料和工作方法对工人健康和安全的影响。

第 10 条

劳动监察员的人数应足以保证有效履行监察局的职责，并应在适当考虑下列因素后予以确定：

（a）监察员须履行职责的重要性，特别是：

（Ⅰ）应受检查的工作场所的数目、性质、规模和局面。

（Ⅱ）此种工作场所雇用工人的数目和类别。

（Ⅲ）应实施的法律规定的数目和复杂程度。

（b）可供监察员使用的物质手段。

（c）为了使工作有效，在何种具体情况下应进行监察巡视。

第 11 条

1. 主管部门应做出必要安排为劳动监察员配备：

（a）按工作需要经适当装备的地方办公室，一切有关人员均可进入。

（b）在无适当公共交通工具的情况下，为他们行使职责所需的交通工具。

2. 主管部门应做出必要安排，使劳动监察员为行使其职责所可能需要支付的任何差旅费和杂费得以报销。

第 12 条

1. 持有适当证书的劳动监察员应被授权：

（a）于日间或夜晚任何时间不必事先通知而自由进入应受监察的工作场所。

（b）于日间进入他们有正当理由确信应受监察的房屋。

（c）从事他们认为必要的任何检查、测试或质询，以查明法律规定已得到严格遵守，特别是：

（Ⅰ）在单独或有证人在场的情况下向企业的雇主或职工询问有关实施法律规定的任何事项。

（Ⅱ）要求出示国家法律或条例规定应保存的有关工作条件的任何簿籍、登记本或其他文件，以便确系它们符合法律规定，并可复制或摘录这些文件。

（Ⅲ）根据法律规定的要求强行张贴通告。

（Ⅳ）以进行分析为目的提取或移动原材料的样品和处理过的物质，但为此目的而提取或移动的任何样品或物质均应通知雇主或其代表。

2. 进行监察巡视时，监察员应将他们到场一事通知雇主或其代表，除非他们认为此种通知可能有碍于他们行使职责。

第 13 条

1. 劳动监察员应被授权采取措施以纠正在车间、布局或工作方法中发现的他们可能有正当理由认为会对工人健康和安全构成威胁的缺陷。

2. 为使监察员能采取此种措施，他们应有权在保留法律可能规定的向司法和行政部门提出任何申诉权利的情况下，发布或使他人发布命令，要求：

（a）在特定时限内对装置或车间进行必要的改动，以保证符合有关工人健康或安全的法律规定。

（b）在对工人健康或安全有紧迫危险的情况下采取立即生效的措施。

3. 如第 2 款规定的程序不符合会员国的行政或司法实践，监察员应有权向主管当局申请发布命令或采取立即生效的措施。

第 14 条

应按照国家法律或条例规定的情况和方式，将工业事故和职业病的情况通知劳动监察局。

第 15 条

除国家法律或条例规定的例外情况，劳动监察员应：

（a）在其所监察的企业中被禁止享有任何直接或间接利益。

（b）承诺即使在脱离监察工作后亦不得泄露在履行职责过程中可能了解到的任何制造方面的或商业的秘密或工作程序，否则将受到刑罚或纪律处分。

（c）应将提交给他们的任何有关缺陷或破坏法律规定的申诉的来源视为绝对机密，并不得向雇主或其代表暗示某次监察巡视系接到此种申诉的结果。

第 16 条

应尽可能按需要对工作场所进行经常和彻底的监察以保证有效地执行有关法律规定。

第 17 条

1. 对违反或玩忽由劳动监察员实施的法律规定的人员，应予即刻提起诉讼而无须事先提出警告，除非由国家法律或条例规定在某些情况下应事先通知采取补救或预防措施。

2. 应由劳动监察员酌定是否发出警告和劝诫而不提出或建议起诉。

第 18 条

国家法律或条例应对违反劳动监察员实施的法律规定或阻挠劳动监察员履行职责的行为规定适当的惩处并加以有效实施。

第 19 条

1. 应视情况要求劳动监察员或地方监察处向中央监察部门定期提交其监察活动结果的报告。

2. 这些报告应按中央部门不时规定的方式和题目予以起草；至少应按该部门规定的次数提交，在任何情况下不得少于每年一次。

第 20 条

1. 中央监察部门应印发有关其管辖下的监察机构工作情况的年度总报告。

2. 此项年度报告应于其所涉及的年份结束之后的一段合理时间内印发，在任何情况下不得超过 12 个月。

3. 年度报告副本应在报告印发后的一段合理时间内提交国际劳工局长，在任何情况下不得超过 3 个月。

第 21 条

中央监察当局印发的年度报告应涉及下列方面，以及由该当局管辖的其他有关事项：

（a）与监察机构工作有关的法律和条例。

（b）劳动监察机构的工作人员。

（c）有关应受监察的工作场所及其雇用工人数目的统计。

（d）监察巡视统计。

（e）违反规定和所课惩罚统计。

（f）工业事故统计。

（g）职业病统计。

第二部分　商业劳动监察

第 22 条

凡本公约本部分已在该国生效的国际劳工组织会员国，应在商业工作场所保持劳动监察制度。

第 23 条

商业工作场所的劳动监察制度应适用于可由劳动监察员实施与工作条件和在岗工人劳动保护有关的法律规定的工作场所。

第 24 条

商业工作场所的劳动监察制度应在最大可行范围内符合本公约第 3～21 条的要求。

第三部分　杂　项　规　定

第 25 条

1. 任何批准本公约的国际劳工组织会员国应通过在其批准书后附加一项声明书的方式，不接受本公约第二部分。

2. 任何做出这一声明的会员国应在任何时候继之以另一声明书撤销前一声明。

3. 凡根据本条第 1 款所做声明生效的会员国，应每年在其实施本公约的年度报告中说明，在本公约第二部分的规定方面其本国法律和实践的状况如何，以及对这些规定已经或准备予以实施的程度。

第 26 条

如对任何企业、一个企业或工作场所的一个部分或其一个单位是否属于本公约所适用的企业、部分、单位或工作场所置疑时，该问题应由主管部门予以解决。

第 27 条

本公约中"法律规定"一词除法律和条例外，还包括被赋予法律效力且由劳动监察员实施的仲裁裁决和集体协议。

第 28 条

根据国际劳工组织章程第 22 条提交的年度报告，应包括使本公约各项规定生效的全部法律和条例的详尽信息。

第 29 条

1. 如一个会员国的领土中有大片地区由于人口稀少或基于各地区的发展阶段而使主管部门认为不宜实施本公约的规定时，该部门可对此类地区或全部豁免其实施本公约，或只对其认为适当的特定企业或职业实施本公约。

2. 各会员国在其按照国际劳工组织章程第 22 条提交的关于本公约实施情况的第一次年度报告中，应列举其建议援用本条规定的任何地区并陈述建议援用该规定的理由；自提交第一次年度报告之日起，除已列举的地区外，会员国不得再援用本条的规定。

3. 凡援用本条规定的会员国应在以后的年度报告中说明它对哪些地区放弃援用本条规定的权利。

第 30 条

1. 就经 1946 年国际劳工组织章程修订文件修订的《国际劳工组织章程》第

35 条所指领地而言，除经修正后的该条第 4 款和第 5 款所指领地外，凡批准本公约的本组织会员国，应在批准后尽速向国际劳工局长提交一份声明书，说明以下各点：

（a）它承诺将本公约的规定不加修改即行适用的领地。

（b）它承诺将本公约的规定加以修改而后适用的领地，附送此项修改的详细内容。

（c）本公约不适用的领地，在此种情况下，说明不适用的理由。

（d）暂不作出决定的领地。

2. 本条第 1 款（a）项和（b）项提到的承诺应视为批准书的一个组成部分，并具有批准书的效力。

3. 任何会员国得在任何时候通过一项新的声明书，全部或部分地撤销在原声明书中按照本条第 1 款（b）、（c）或（d）项所作的保留。

4. 任何会员国在按照第 34 条的规定可以解除本公约的时期内，得向局长提交一项声明书，在其他任何方面修改以前声明书的内容，并说明有关领地的现状。

第 31 条

1. 如本公约的内容属于某一非本土领地的自治权力之内，负责该领地对外关系的会员国，得在获得该领地政府同意后，向国际劳工局长提交一项声明书，代表该领地接受本公约的各项义务。

2. 接受本公约各项义务的声明，也可由下列方式提交国际劳工局长：

（a）由联合管理一块领地的两个或多个本组织会员国共同提交。

（b）由按照联合国宪章中或其他条例中对此类领地的规定而负责管理任何领地的任何国际机构提交。

3. 在按照本条各款规定提交给国际劳工局长的声明书中，应说明本公约的规定将不加修改或经修改后适用于有关领地；如声明书指出本公约的规定将经修改后适用，应说明修改的详细内容。

4. 有关的一个或多个会员国或国际机构，得在任何时候通过另一声明书全部或部分放弃援用以前任何声明书中所提修改的权利。

5. 有关的一个或多个会员国或国际机构，在按照第 34 条的规定可以解除本公约的时期内，得向局长提交一项声明书，在其他任何方面修改其以前任何声明书的内容，并说明有关本公约目前的适用状况。

第四部分 最后条款

第 32 条

本公约的正式批准书应送请国际劳工局长登记。

第 33 条

1. 本公约应仅对其批准书已经局长登记的国际劳工组织会员国有约束力。

2. 本公约应自两个会员国的批准书已经局长登记之日起 12 个月后生效。

3. 此后,对于任何会员国,本公约应自其批准书已经登记之日起 12 个月后生效。

第 34 条

1. 凡批准本公约的会员国,自本公约初次生效之日起满 10 年后得向国际劳工局长通知解约,并请其登记。此项解约通知书自登记之日起满 1 年后始得生效。

2. 凡批准本公约的会员国,在前款所述 10 年期满后的 1 年内未行使本条所规定的解约权利者,即须再遵守 10 年,此后每当 10 年期满,得依本条的规定通知解约。

第 35 条

1. 国际劳工局长应将国际劳工组织各会员国所送达的一切批准书、声明书和解约通知书的登记情况,通知本组织的全体会员国。

2. 局长在将所送达的第二份批准书的登记通知本组织全体会员国时,应提请本组织各会员国注意本公约开始生效的日期。

第 36 条

国际劳工局长应将他按照以上各条规定所登记的一切批准书和解约通知书的详细情况,按照《联合国宪章》第 102 条的规定,送请联合国秘书长进行登记。

第 37 条

公约生效后每十年,国际劳工局理事会将本公约的实施情况向大会提出一次报告,并审查应否将本公约的全部或部分修订问题列入大会议程。

第 38 条

1. 如大会通过新公约对本公约作全部或部分修订时,除新公约另有规定外,应:

(a) 如新修订公约生效和当其生效之时,会员国对于新修订公约的批准,不需按照上述第 34 条的规定,依法应为对本公约的立即解约。

(b) 自新修订公约生效之日起,本公约应即停止接受会员国的批准。

2. 对于已批准本公约而未批准修订公约的会员国,本公约以其现有的形式和内容，在任何情况下仍应有效。

第 39 条

本公约的英文本和法文本同等为准。

附件6　第81号建议书：劳动监察建议书

国际劳工组织大会，经国际劳工局理事会召集，于 1947 年 6 月 19 日在日内瓦举行其第 30 届会议，并经决定采纳本届会议议程第 4 项关于工商业劳动监察组织的某些提议，并经确定这些提议应采取建议书的形式，作为 1923 年《劳动监察建议书》和 1947 年《劳动监察公约》的补充，于 1947 年 7 月 12 日通过以下建议书，引用时应称其为 1947 年《劳动监察建议书》；鉴于 1923 年《劳动监察建议书》和 1947 年《劳动监察公约》规定了劳动监察制度的组织及有必要以进一步的建议对其条款加以补充；大会建议凡会员国应一经国家条件允许即应适用下列规定并根据理事会的要求就其实施措施向国际劳工局提出报告。

一、劳动监察局的预防职责

1. 任何人准备开办工业或商业事业或接收这种事业或在这种事业中开展主管部门确认为对执行劳动监察员负责实施的法律规定有实质性影响的某一类活动，应直接或通过指定的部门事先通知主管的劳动监察局。

2. 会员国应做出安排将新建的事业、车间或生产过程的计划提交适当的劳动监察部门征求意见，确认此类计划是否会给工业卫生、安全方面的法律和条例的执行造成困难或完全不符合这些法律和条例，或可能构成对工人健康或安全的威胁。

3. 在保留法律可能规定的任何申诉权的情况下，执行国家法律或条例认为危险或有碍健康的新建事业、车间或生产过程的计划应是有条件的，即应按监察局为保证工人健康和安全所指定的变更办法行事。

二、雇主和工人在健康和安全方面的协作

4. （1）应鼓励雇主和工人之间就旨在改善影响工人健康和安全的工作条件进

行协作做出安排。

（2）此类安排可采取在各企业或事业中建立安全委员会或类似机构的形式，并包括雇主和工人的代表。

5. 应授权给工人和管理部门的代表，特别是企业安全委员会或类似机构（如存在此种机构）的成员，在调查工作中，特别是在对工业事故或职业病进行查询时，按主管部门确定的方式和范围直接与劳动监察局的官员合作。

6. 应通过组织会议或联合委员会或类似机构，由劳动监察局的代表与雇主组织和工人组织的代表讨论有关实施劳动立法和工人健康和安全的问题，从而有利于促进劳动监察局的官员与雇主组织和工人组织的合作。

7. 应采取适当步骤保证雇主和工人通过下列措施获得有关劳动立法及工业卫生、安全问题的咨询和指导：

（a）通过举办讲座、广播讲话、张贴招贴画、印发小册子和放映电影，来解释劳动立法的规定，并对其实施方法及防止工业事故和职业病的措施提出建议。

（b）举办健康和安全展览。

（c）在技术学校中进行工业卫生安全教育。

三、劳 资 争 议

8. 劳动监察员的职能不应包括在劳资争议的诉讼程序中充当调解人或仲裁人。

四、年度监察报告

9. 已公布的关于监察工作的年度报告应尽可能提供下列方面的详尽信息：

（a）列出以前报告未提及的与监察制度工作有关的法律和条例。

（b）劳动监察系统工作人员的详情，包括：

（Ⅰ）监察员总数。

（Ⅱ）各类监察员人数。

（Ⅲ）女监察员人数。

（Ⅳ）监察机构的地理分布详情。

（c）应受监察的工作场所及其所雇人员人数的统计，包括：

（Ⅰ）应受监察的工作场所数目。

（Ⅱ）此类工作场所全年雇用人员的平均数。

（Ⅲ）雇用人员按下列项目分类详情：男性、女性、年轻人和儿童。

（d）监察巡视统计，包括：

（Ⅰ）巡视过的工作场所数目。

（Ⅱ）已进行巡视的次数，按白天或夜间分类。

（Ⅲ）巡视过的工作场所雇用人员的数目。

（Ⅳ）全年巡视过一次以上的工作场所数目。

（e）关于违法的惩罚的统计，包括：

（Ⅰ）向主管当局报告过的违法情况数目。

（Ⅱ）按有关法律规定分类的这些违法情况详情。

（Ⅲ）定罪的数目。

（Ⅳ）主管部门就不同案例可以惩罚的性质的详情（罚款、监禁等）。

（f）工业事故统计，包括通报过的工业事故的起数及这些事故的分类详情：

（Ⅰ）按产业和职业划分。

（Ⅱ）按原因划分。

（Ⅲ）按致命与否划分。

（g）职业病统计，包括：

（Ⅰ）已通报过的职业病案例数目。

（Ⅱ）对这些案例按产业和职业分类详情。

（Ⅲ）对这些案例按原因或特征分类详情，如疾病性质，因有毒物质或不卫生的工作而致病。